I0446291

Lesenswert

vor der Arbeit

als Pflegehelfer/in

in der

Rheumatologie

MARTIN STERLING

Inhaltsverzeichnis

Kapitel 4: Patientenbegleitung 43

« *In der Rheumatologie weiß man, dass, wenn Geduld ein Gelenk wäre, es sicherlich das am meisten beanspruchte wäre ... und manchmal das rostigste!* »

Kapitel 1

Einführung in die Rheumatologie

- **Definition und Bedeutung der Rheumatologie**
  Erläuterung des Fachgebiets und seiner Auswirkungen auf die Lebensqualität der Patienten.

Die Rheumatologie ist ein medizinisches Fachgebiet, das sich auf die Erkrankungen der Gelenke, Knochen, Muskeln, Sehnen und Bänder konzentriert. Das Fachgebiet umfasst ein breites Spektrum an Erkrankungen, von entzündlichen Erkrankungen wie rheumatoider Arthritis über degenerative Erkrankungen wie Arthrose bis hin zu systemischen Erkrankungen wie Lupus. Jede rheumatische Erkrankung wirkt sich unterschiedlich auf das Muskel- und Skelettsystem aus, mit manchmal tiefgreifenden Auswirkungen auf die Mobilität, die Schmerzen und unvermeidlich die Lebensqualität.

Die Rolle der Rheumatologie beschränkt sich nicht nur auf die Diagnose dieser Erkrankungen, sondern auch auf die Entwicklung einer angemessenen und individuellen Behandlung für jeden Patienten, um die Schmerzen zu minimieren und die körperlichen Funktionen so gut wie möglich zu erhalten. Rheumatische Erkrankungen haben in der Tat einen direkten Einfluss auf die Selbständigkeit der Patienten. Sie können zu erheblichen funktionellen Einschränkungen führen, die von der Schwierigkeit, einfache alltägliche Handlungen wie Aufstehen oder Gehen auszuführen, bis hin zur Unfähigkeit, soziale und berufliche Aktivitäten auszuführen, reichen. Aus diesem Grund ist die Behandlung in der Rheumatologie oft multidisziplinär und umfasst sowohl medikamentöse Behandlungen (wie Entzündungshemmer oder Biotherapien) als auch nicht-medikamentöse Ansätze, wie funktionelle Rehabilitation oder Ergotherapie.

Der Einfluss der Rheumatologie auf die Lebensqualität der Patienten lässt sich nicht nur an der Schmerzbekämpfung messen, obwohl dies ein vorrangiges Ziel ist. Es geht auch darum, das Selbstvertrauen der Patienten wiederherzustellen und ihnen das Gefühl der Kontrolle über ihren Körper und ihr Leben zurückzugeben. Chronische Krankheiten, wie sie in der Rheumatologie behandelt werden, haben oft eine verheerende

Wirkung auf die Moral der Patienten und führen dazu, dass sie angesichts der anhaltenden Symptome entmutigt sind. Hier ist die Rolle des Pflegepersonals, insbesondere der Pflegekräfte, von entscheidender Bedeutung. Neben der körperlichen Pflege müssen sie die Patienten auch psychologisch betreuen, sie beruhigen und sie ermutigen, trotz aller Schwierigkeiten mit der Behandlung und den Übungen fortzufahren.

Kurzum, die Rheumatologie ist mehr als nur ein Fachgebiet, das sich mit Gelenkschmerzen befasst: Sie ist ein komplexes und anspruchsvolles Gebiet, in dem das gesamte Wohlbefinden des Patienten sowohl auf physischer als auch auf psychologischer Ebene berücksichtigt wird. Das Fachgebiet spielt eine wichtige Rolle bei der Aufrechterhaltung der Autonomie und Würde der Patienten, damit sie trotz der Einschränkungen, die ihre Krankheiten mit sich bringen, so weit wie möglich ein aktives und erfülltes Leben führen können.

- **Häufige Erkrankungen in der Rheumatologie**
  Rheumatoide Arthritis, Morbus Bechterew, systemischer Lupus erythematodes, Osteoarthritis, Gicht, etc.
Die Rheumatologie deckt ein breites Spektrum von Krankheiten ab, von denen einige besonders häufig sind und besondere Herausforderungen für Pflegepersonal und Patienten darstellen. Rheumatoide Arthritis, Morbus Bechterew, systemischer Lupus erythematodes, Osteoarthritis und Gicht stehen aufgrund ihrer Prävalenz und ihrer Auswirkungen auf die Lebensqualität der Patienten an erster Stelle.

Rheumatoide Arthritis ist eine chronisch entzündliche Erkrankung, die vor allem die kleinen Gelenke wie die der Hände und Füße betrifft. Sie äußert sich durch eine schmerzhafte, fortschreitende Entzündung der Gelenke, die häufig zu Verformungen und Verlust der Beweglichkeit führt. Im Gegensatz zur Arthrose, bei der es sich um eine mechanische Abnutzung der Gelenke handelt, ist die rheumatoide Arthritis eine Autoimmunerkrankung, bei der das Immunsystem

17

fälschlicherweise das Gelenkgewebe angreift. Patienten, die an dieser Krankheit leiden, können in ihren täglichen Aktivitäten erheblich eingeschränkt sein, von anfänglichen Beschwerden bis hin zu einer schweren Behinderung, wenn die Krankheit nicht gut kontrolliert wird. Es handelt sich um eine Krankheit, die eine sorgfältige Überwachung und eine schnelle Behandlung erfordert, um irreversible Komplikationen zu vermeiden.

Morbus Bechterew ist eine weitere entzündliche Erkrankung, die hauptsächlich die Wirbelsäule und das Becken betrifft. Sie führt zu einer fortschreitenden Versteifung der Wirbelgelenke, bis hin zur vollständigen Verschmelzung der Wirbel, ein Zustand, der als "ankylosierend" bezeichnet wird. Der Verlust der Flexibilität der Wirbelsäule wird häufig von chronischen Rückenschmerzen begleitet, insbesondere beim Aufwachen, was die Mobilität und das Wohlbefinden des Patienten stark beeinträchtigen kann. Junge Erwachsene, vor allem Männer, sind am häufigsten von dieser Krankheit betroffen, die aufgrund ihres chronischen und invalidisierenden Charakters einen starken psychologischen Einfluss hat, insbesondere in einem Alter, in dem körperliche und berufliche Aktivitäten noch eine zentrale Rolle im Leben spielen.

Der systemische Lupus erythematodes, allgemein als Lupus bekannt, ist eine systemische Autoimmunkrankheit, die nicht nur die Gelenke, sondern auch die Haut, die Nieren, das Herz und sogar das Gehirn befallen kann. Es handelt sich um eine besonders komplexe Erkrankung, da sie sich bei jedem Patienten anders äußert, mit unvorhersehbaren Schüben, gefolgt von Remissionsperioden. Lupuspatienten können unter extremer Müdigkeit, diffusen Gelenkschmerzen und Hautproblemen, wie einem charakteristischen schmetterlingsförmigen Ausschlag im Gesicht, leiden. Die Unvorhersehbarkeit von Lupus erfordert eine ständige pflegerische Begleitung und eine besondere Aufmerksamkeit bei der täglichen Symptombehandlung.

Arthrose, die oft mit Arthritis verwechselt wird, ist die häufigste Form von Rheuma, die hauptsächlich mit der Abnutzung des Gelenkknorpels zusammenhängt. Sie betrifft vor allem die tragenden Gelenke wie Hüften und Knie und äußert sich durch mechanische Schmerzen, die bei Belastung stärker werden und sich in Ruhe bessern. Im Gegensatz zu entzündlichen Erkrankungen ist die Arthrose nicht direkt mit einem Angriff des Immunsystems verbunden, sondern vielmehr mit der fortschreitenden Degeneration der Gelenkstrukturen. Daher ist sie bei älteren Menschen sehr häufig, kann aber auch bei jüngeren Menschen auftreten, insbesondere nach Verletzungen der Gelenke. Die Behandlung von Osteoarthritis besteht hauptsächlich aus Schmerzbehandlung, Rehabilitation und in fortgeschrittenen Fällen aus orthopädischer Chirurgie.

Gicht schließlich ist eine Stoffwechselerkrankung, die durch akute, oft sehr schmerzhafte Entzündungsschübe gekennzeichnet ist, die vor allem die Gelenke der Extremitäten wie den großen Zeh betreffen. Sie wird durch eine Anhäufung von Harnsäurekristallen in den Gelenken verursacht, die auf eine schlechte Verwaltung dieser Säure durch die Nieren oder eine purinreiche Ernährung zurückzuführen ist. Gichtanfälle treten in der Regel plötzlich auf, oft nachts, und können dazu führen, dass das betroffene Gelenk rot, heiß und äußerst schmerzhaft ist, wenn es berührt wird. Gicht tritt häufig in Verbindung mit anderen Krankheiten wie Diabetes oder Bluthochdruck auf, was die Behandlung der Patienten zusätzlich erschwert.

Diese Krankheiten, die alle unter dem Begriff Rheumatologie zusammengefasst werden, sind äußerst unterschiedlich in Bezug auf die zugrunde liegenden Mechanismen, die Behandlungsmethoden und die Auswirkungen auf das Leben der Patienten. Ob es sich nun um entzündliche, degenerative oder metabolische Erkrankungen handelt, eines haben sie jedoch gemeinsam: Sie beeinträchtigen die Mobilität und das tägliche Wohlbefinden erheblich und erfordern eine ganzheitliche Behandlung, die nicht nur die körperlichen, sondern auch die psychologischen und sozialen Aspekte umfasst.

- **Die Rolle der Pflegekraft in der Rheumatologieabteilung**
Zusammenarbeit mit dem Pflegeteam, spezifische Verantwortlichkeiten und Ziele.

Die Zusammenarbeit mit dem Pflegeteam ist das Herzstück der Arbeit des Krankenpflegehelfers in der Rheumatologie. Aufgrund der Komplexität der behandelten Krankheiten und der Vielfalt der erforderlichen Maßnahmen beruht diese Abteilung auf einem multidisziplinären Ansatz, bei dem jedes Mitglied des Teams eine spezifische, aber komplementäre Rolle spielt. Der Krankenpfleger nimmt in dieser Dynamik eine zentrale Rolle ein, da er die direkte Verbindung zum Patienten darstellt und gleichzeitig eine unverzichtbare Unterstützung für das übrige Pflegeteam ist, das sich aus Ärzten, Krankenpflegern, Physiotherapeuten, Ergotherapeuten und manchmal auch Psychologen zusammensetzt.

Die Aufgaben des Krankenpflegers in der Rheumatologie sind vielfältig und gehen weit über die Grundpflege hinaus. Zunächst einmal muss er den klinischen Zustand der Patienten kontinuierlich überwachen. Dies umfasst die regelmäßige Messung der Vitalparameter, die Beurteilung von Schmerzen und die Überwachung der Bewegungsfähigkeit. Durch die enge Zusammenarbeit mit dem Pflegepersonal und den Ärzten steht der Pfleger an vorderster Front, um die Entwicklung der Symptome zu beobachten und Veränderungen zu melden, sei es eine Verschlechterung der Schmerzen, das Auftreten einer neuen Entzündung oder zunehmende Schwierigkeiten bei der Ausführung bestimmter Bewegungen. Diese Wachsamkeit ist von entscheidender Bedeutung, da sie eine schnelle und angemessene Reaktion auf mögliche Komplikationen ermöglicht.

Eine der Hauptaufgaben des Krankenpflegers ist es auch, für das körperliche Wohlbefinden des Patienten zu sorgen, was in der Rheumatologie besonders schwierig sein kann. Rheumatische Erkrankungen schränken aufgrund der Schmerzen und der Steifheit, die sie verursachen, häufig die Mobilität der Patienten ein. Die Pflegekraft muss daher sowohl aufmerksam als auch erfinderisch sein, wenn es darum geht, den Patienten zu helfen, sich zu bewegen, ihre Position zu verändern oder aus dem Bett aufzustehen. Es kann sein, dass er technische Hilfsmittel wie Gehhilfen, Rollstühle oder spezielle Kissen zur Vermeidung von Druckgeschwüren verwenden muss. Diese Pflege, die oft als einfach empfunden wird, erfordert ein hohes Maß an Sensibilität für die individuellen Bedürfnisse des Patienten sowie eine perfekte Kenntnis der Mobilisierungstechniken, um zu vermeiden, dass Schmerzen verschlimmert oder Verletzungen verursacht werden.

Ein weiterer wesentlicher Aspekt der Rolle des Krankenpflegers ist die Zusammenarbeit bei der Verwaltung der Behandlungen. Auch wenn die Verabreichung bestimmter Behandlungen in den Zuständigkeitsbereich von Krankenschwestern und Ärzten fällt, spielt der Pflegehelfer eine Schlüsselrolle bei der Überwachung der Auswirkungen der Behandlungen, insbesondere derjenigen, die Gelenkschmerzen und Entzündungen betreffen. Beispielsweise ist er häufig für die Anwendung lokaler Pflegemaßnahmen wie Verbände, das Anlegen von warmen oder kalten Kompressen zur Schmerzlinderung oder Reduzierung von Schwellungen sowie für die Begleitung der Patienten bei der Einhaltung ihrer medikamentösen Behandlung zuständig. Bei Biotherapien oder anderen spezifischen Behandlungen wie subkutanen Injektionen achtet der Pflegehelfer verstärkt auf Nebenwirkungen und meldet sofort alle abnormalen Anzeichen.

Die Ziele des Krankenpflegers in der Rheumatologie sind daher vielfältig, aber alle drehen sich um ein zentrales Ziel: die Lebensqualität der Patienten zu verbessern, ihre Genesung zu fördern und Komplikationen zu verhindern. Dies bedeutet nicht nur, die körperlichen Schmerzen zu lindern, sondern auch, die Patienten zu ermutigen, selbst bei kleinen täglichen Aktivitäten eine gewisse Unabhängigkeit zu erlangen. Der Pfleger spielt oft eine Schlüsselrolle bei der funktionellen Rehabilitation, indem er mit dem Physiotherapeuten zusammenarbeitet, um den Patienten bei der Durchführung von Rehabilitationsübungen zu helfen, oder indem er bei der Einführung geeigneter Techniken für so einfache Bewegungen wie Anziehen oder Waschen behilflich ist.

Schließlich erstreckt sich die Zusammenarbeit mit dem Pflegeteam auch auf den psychologischen und sozialen Bereich. Rheumatische Erkrankungen, insbesondere chronische Formen, können einen erheblichen Einfluss auf die Moral der Patienten haben. Der Krankenpflegehelfer hat durch seinen täglichen Kontakt mit ihnen oft eine Rolle als moralischer Unterstützer, aktiver Zuhörer und Vermittler zwischen den verschiedenen Gesundheitsberufen und dem Patienten. Er kann helfen, Ängste oder Frustrationen abzubauen, medizinische Anweisungen klarer zu erklären oder einfach eine beruhigende Präsenz in schwierigen Momenten zu sein. Es ist diese Nähe und die enge Zusammenarbeit mit dem gesamten Pflegeteam, die es dem Pfleger ermöglicht, einen bedeutenden Einfluss auf das allgemeine Wohlbefinden des Patienten zu haben.

Kapitel 2

Anatomie und Physiopathologie des Muskel-Skelett-Systems

- **Anatomie der Gelenke, Knochen und Muskeln**
  Beschreibung der Strukturen und ihrer Funktionen.

Das Muskel-Skelett-System ist ein Wunderwerk der biologischen Technik und besteht aus einer Vielzahl von Strukturen, die harmonisch zusammenarbeiten, um Bewegung zu ermöglichen, den Körper zu stützen und lebenswichtige Organe zu schützen. Das System beruht auf einer engen Interaktion zwischen Knochen, Gelenken, Muskeln, Sehnen und Bändern, die alle eine spezifische und wichtige Funktion haben.

Die Knochen bilden das Gerüst des menschlichen Körpers. Sie bilden das Skelett, eine starre, aber dynamische Struktur, die sowohl den Körper stützt als auch die inneren Organe schützt. Knochen sind weit mehr als nur Strukturteile: Sie sind auch der Ort, an dem Blutzellen im Knochenmark produziert werden und spielen eine wichtige Rolle bei der Speicherung von Mineralien wie Kalzium und Phosphor, die für viele physiologische Funktionen benötigt werden. Knochen variieren in Form und Größe, von langen Knochen wie dem Oberschenkelknochen bis hin zu flacheren und schützenden Knochen wie dem Schädel, wobei jeder Knochen für eine bestimmte Funktion geeignet ist.

Die Gelenke sind die Verbindungsstellen zwischen den Knochen. Sie ermöglichen Bewegung und sind für die Flexibilität und Mobilität des Körpers von entscheidender Bedeutung. Es gibt verschiedene Arten von Gelenken, von denen einige unbeweglich sind, wie die des Schädels, und andere, die einen großen Bewegungsspielraum bieten, wie die Synovialgelenke, die in den Schultern, Knien und Hüften zu finden sind. Diese Gelenke werden durch Synovialflüssigkeit geschmiert, eine zähflüssige Substanz, die die Reibung zwischen den Knochen reduziert und eine reibungslose Bewegung ermöglicht. Knorpel, ein weiterer wichtiger Bestandteil der Gelenke, spielt eine stoßdämpfende Rolle und schützt die Knochenenden vor Stößen und Verschleiß.

Die Muskeln sind die Motoren der Bewegung. Die Muskeln, die durch Sehnen an den Knochen befestigt sind, ziehen sich zusammen, um die Kraft zu erzeugen, die erforderlich ist, um die

Knochenstrukturen zu bewegen. Es gibt drei Arten von Muskeln im menschlichen Körper, aber diejenigen, die hauptsächlich an der Bewegung beteiligt sind, sind die Skelettmuskeln. Sie arbeiten willkürlich und unter der Kontrolle unseres zentralen Nervensystems und ermöglichen es uns zu gehen, zu rennen, Gegenstände zu heben oder feine Bewegungen wie Schreiben oder das Spielen eines Instruments auszuführen. Die Muskelkontraktion beruht auf einem komplexen Mechanismus, bei dem die Muskelfasern übereinander gleiten.

Die Sehnen, die die Muskeln mit den Knochen verbinden, sind starke und flexible Faserstrukturen. Sie sind für die Übertragung der von den Muskeln erzeugten Kraft auf die Knochen unerlässlich und ermöglichen so die Bewegung. Ohne Sehnen könnten die Muskeln ihre Wirkung auf das Skelett nicht ausüben. Diese Strukturen sind so konzipiert, dass sie einer hohen Spannung standhalten, können jedoch anfällig für Verschleiß sein, insbesondere bei Überbeanspruchung oder Entzündungen.

Bänder sind Bindegewebsstreifen, die die Knochen in den Gelenken miteinander verbinden. Ihre Hauptaufgabe besteht darin, die Gelenke zu stabilisieren, indem sie ihren Bewegungsspielraum einschränken und übermäßige Bewegungen verhindern, die die Gelenkstrukturen beschädigen könnten. Bänder sind besonders wichtig bei komplexen und beweglichen Gelenken wie Knie- und Schultergelenken, wo sie helfen, Verrenkungen und Verstauchungen zu verhindern.

Alle diese Strukturen - Knochen, Gelenke, Muskeln, Sehnen und Bänder - arbeiten zusammen, um die Mobilität und Stabilität des Körpers zu gewährleisten. Wenn dieses System richtig funktioniert, ermöglicht es eine große Bandbreite an Bewegungen, von der einfachen Aufrechterhaltung einer aufrechten Haltung bis hin zu komplexeren und präziseren Aktionen. Jede Störung in einer dieser Strukturen, ob durch Krankheit, Verletzung oder Degeneration verursacht, kann jedoch zu Schmerzen, Funktionsverlust und einer Beeinträchtigung der Lebensqualität führen. Dies gilt insbesondere für Fachgebiete wie die Rheumatologie, in denen Erkrankungen des Muskel-Skelett-Systems im Mittelpunkt der Behandlung stehen.

- **Die Pathomechanismen rheumatischer Erkrankungen**
  Entzündliche, degenerative und autoimmune Prozesse.

Entzündliche, degenerative und autoimmune Prozesse sind drei wichtige Krankheitsmechanismen, die das Muskel- und Skelettsystem betreffen, die jeweils spezifische Ursachen und Folgen haben, aber alle zu erheblichen Veränderungen der Gelenk-, Muskel- und Knochenfunktionen führen.

Entzündungsprozesse sind der Kern vieler rheumatischer Erkrankungen. Entzündung ist eine natürliche Reaktion des Körpers auf einen Angriff, sei es eine Infektion, ein Trauma oder eine Reizung. Bei chronisch entzündlichen Erkrankungen wie rheumatoider Arthritis wird diese Reaktion jedoch unangemessen und selbsterhaltend. Anstatt den Körper zu schützen, hält die Entzündung übermäßig lange an und schädigt die Gelenke. Die Zellen des Immunsystems dringen in das Gelenkgewebe ein und setzen Entzündungsstoffe frei, die zu einer fortschreitenden Zerstörung von Knorpel und Knochen führen. Dieser Entzündungsprozess führt zu Schmerzen, Schwellungen, Verlust der Beweglichkeit und schließlich zu Gelenkverformungen. Patienten mit diesen Erkrankungen leiden häufig unter Morgensteifigkeit und starker Müdigkeit, zusätzlich zu den anhaltenden Gelenkschmerzen. Die Behandlung von Entzündungen ist daher ein zentrales Ziel bei der Behandlung von entzündlich-rheumatischen Erkrankungen.

Degenerative Prozesse sind die Ursache für Krankheiten wie Arthrose. Im Gegensatz zu chronischen Entzündungen liegt das Problem hier in der fortschreitenden Abnutzung der Gelenkstrukturen, insbesondere des Knorpels. Der Knorpel, der normalerweise als Stoßdämpfer zwischen den Knochen dient, wird durch wiederholte mechanische Belastung oder Alterung allmählich abgebaut. Mit dem Verlust des Knorpels beginnen die Knochen direkt aneinander zu reiben, was zu Schmerzen,

Steifheit und Funktionsverlust führt. Arthrose betrifft häufig die tragenden Gelenke wie Knie und Hüften, wodurch einfache Aktivitäten wie Gehen oder Treppensteigen extrem erschwert werden. Dieser degenerative Prozess ist oft irreversibel, kann aber durch Maßnahmen zur Verringerung der mechanischen Belastung der Gelenke verlangsamt werden, wie z.b. funktionelle Rehabilitation oder die Verwendung von Gelenkprothesen in fortgeschrittenen Fällen. Die Gelenkdegeneration ist zwar nicht direkt entzündlich, kann aber Episoden reaktiver Entzündung hervorrufen, wenn abgenutzte Knorpelfragmente das Gelenk reizen.

Autoimmunprozesse sind eine weitere wichtige Kategorie von rheumatischen Erkrankungen. Bei diesen Erkrankungen beginnt das Immunsystem, das normalerweise dafür zuständig ist, den Körper gegen Infektionen und Fremdstoffe zu verteidigen, fälschlicherweise gesundes Gewebe anzugreifen. Rheumatoide Arthritis und systemischer Lupus erythematodes sind zwei typische Beispiele für diesen Mechanismus. Bei diesen Krankheiten identifizieren die Immunzellen die Gelenke, die Haut oder andere Organe als Ziele, die es zu eliminieren gilt. Dies führt zu einer chronischen Entzündung und einer fortschreitenden Schädigung des betroffenen Gewebes. Im Gegensatz zu akuten Entzündungen, die durch Infektionen oder Verletzungen verursacht werden, werden autoimmune Entzündungen durch Anomalien im Immunsystem selbst fortgeführt, was sie besonders schwer zu kontrollieren macht. Lupus zum Beispiel kann neben den Gelenken auch mehrere Organsysteme betreffen, einschließlich der Nieren, des Herzens und des Nervensystems.

Diese Autoimmunprozesse verursachen nicht nur Schmerzen und Schäden an den Gelenken, sondern haben auch einen großen Einfluss auf die allgemeine Gesundheit der Patienten. Sie können zu chronischer Müdigkeit, Hautausschlägen, Herz- und Nierenproblemen führen und die Lebensqualität erheblich beeinträchtigen. Die Behandlung dieser Autoimmunerkrankungen beruht oft auf einer langfristigen Behandlung, die darauf abzielt, das Immunsystem zu regulieren, um die Schäden an Gelenken und Organen zu begrenzen. Dies kann den Einsatz von Kortikosteroiden, Immunsuppressiva oder Biotherapien beinhalten, die auf spezifische Verbindungen des Immunsystems abzielen, die am Entzündungsprozess beteiligt sind.

Kurz gesagt, diese drei Mechanismen - Entzündung, Degeneration und Autoimmunität - treten nicht isoliert auf. Sie können bei ein und demselben Patienten gleichzeitig auftreten und den Krankheitsverlauf verschlimmern. Beispielsweise kann eine chronische Entzündung die Degeneration des Knorpels beschleunigen, während eine Autoimmunkrankheit zu wiederkehrenden Entzündungsschüben führen kann. Das Verständnis dieser Prozesse ermöglicht es dem Pflegepersonal, die Behandlung auf die zugrunde liegende Ursache abzustimmen und eine gezieltere und wirksamere Behandlung anzubieten, mit dem Ziel, die Lebensqualität der Patienten zu verbessern, indem die Schmerzen verringert, die Gelenkfunktion erhalten und das Fortschreiten der Läsionen gebremst werden.

- **Die Auswirkungen von Krankheiten auf die Mobilität und die Lebensqualität der Patienten.**
  Funktionelle Einschränkungen, chronische Schmerzen und damit verbundene Komorbiditäten.

Rheumatische Erkrankungen führen häufig zu erheblichen **funktionellen Einschränkungen**, die das tägliche Leben der Patienten stark beeinträchtigen. Diese Einschränkungen entstehen vor allem durch Gelenksteifigkeit, Verlust der Mobilität und Schmerzen, die Gelenke, Muskeln und Sehnen betreffen. Beispielsweise kann ein Patient mit rheumatoider Arthritis Schwierigkeiten haben, so einfache Dinge wie das Drehen eines Türgriffs, das Zuknöpfen eines Hemdes oder das Aufstehen von einem Stuhl auszuführen. Ebenso kann es für einen Menschen mit fortgeschrittener Arthrose schwierig sein, zu gehen, Treppen zu steigen oder über längere Zeiträume zu stehen. Diese funktionellen Einschränkungen beschränken sich nicht nur auf die täglichen Verrichtungen, sondern beeinträchtigen auch die Fähigkeit der Patienten, berufliche oder soziale Aktivitäten aufrechtzuerhalten, was zu einem fortschreitenden Verlust der Selbständigkeit und zu Isolation führen kann.

Gleichzeitig stellen **chronische Schmerzen** eine ständige Belastung für Menschen mit rheumatischen Erkrankungen dar. Im Gegensatz zu akuten Schmerzen, die auf eine einmalige Verletzung oder ein Trauma hinweisen, sind chronische Schmerzen in der Rheumatologie dauerhaft und das Ergebnis eines anhaltenden entzündlichen oder degenerativen Prozesses. Dieser Schmerz kann in seiner Intensität variieren, ist aber häufig ständig vorhanden, schwankt und wird besonders bei Bewegung oder Anstrengung verstärkt. Dies trägt zu einem Teufelskreis bei: Schmerzen schränken die Beweglichkeit ein, was zu einem Verlust der Gelenk- und Muskelflexibilität führt, was die Schmerzen noch weiter verstärkt, wenn der Patient versucht, sich zu bewegen. Diese Schmerzen, die manchmal diffus und schwer zu lokalisieren sind, können auch den Schlaf stören, was zu erhöhter Müdigkeit führt und die tägliche Bewältigung der Symptome erschwert. Abgesehen von den körperlichen Beschwerden haben chronische Schmerzen auch erhebliche psychologische Auswirkungen, die zu Depressionen, Angstzuständen und einem Gefühl der Hilflosigkeit führen können.

Die **Komorbiditäten**, die mit rheumatischen Erkrankungen einhergehen, machen das klinische Bild noch komplexer. Diese Erkrankungen sind nicht auf die Gelenke beschränkt, sondern haben oft systemische Auswirkungen und sind häufig mit anderen Gesundheitsstörungen verbunden. Beispielsweise kann Arthrose aufgrund der Immobilität, die sie verursacht, das Risiko von Herz-Kreislauf-Erkrankungen wie Bluthochdruck oder Herzinsuffizienz erhöhen, da die Patienten weniger körperlich aktiv sind. Darüber hinaus kann die Einnahme bestimmter Medikamente, wie Kortikosteroide oder nichtsteroidale Antirheumatika (NSAR), zu langfristigen Nebenwirkungen wie Bluthochdruck, Osteoporose oder Magen-Darm-Beschwerden führen.

Bei entzündlichen Erkrankungen wie rheumatoider Arthritis oder systemischem Lupus erythematodes sind die Komorbiditäten noch zahlreicher. Diese Autoimmunerkrankungen betreffen nicht nur die Gelenke, sondern auch andere Organe, was zu Multiorgan-Komplikationen führt. So haben Lupuspatienten beispielsweise ein höheres Risiko für Nierenprobleme, Hauterkrankungen und Herzerkrankungen. Darüber hinaus ist die chronische systemische Entzündung bei rheumatoider Arthritis mit einem erhöhten Risiko für Herz-Kreislauf-Erkrankungen, Osteoporose und metabolischem Syndrom verbunden. Das Vorhandensein dieser Komorbiditäten macht den Umgang mit der Krankheit komplexer und erfordert eine umfassende und multidisziplinäre Behandlung.

Die Patienten müssen oft mit mehreren Behandlungen gleichzeitig jonglieren, die jeweils auf einen bestimmten Zustand abzielen. Beispielsweise kann ein Patient entzündungshemmende Medikamente zur Linderung von Gelenkschmerzen, Medikamente zur Kontrolle des Blutdrucks und Medikamente zur Behandlung von Typ-2-Diabetes erhalten, der durch Steroide verschlimmert werden kann. Diese Vielzahl von Behandlungen erhöht das Risiko von Wechselwirkungen, Verwirrung und einer geringen Therapietreue, insbesondere bei älteren Menschen.

Schließlich sind psychologische Komorbiditäten wie Angstzustände und Depressionen bei Patienten mit chronischen rheumatischen Erkrankungen häufig. Die ständige Belastung durch Schmerzen, die Ungewissheit über den Verlauf der Krankheit und der fortschreitende Verlust der Selbständigkeit verursachen einen erheblichen Stress. Die Patienten können sich angesichts der Unvorhersehbarkeit der Entzündungsschübe oder des langsamen, aber unaufhaltsamen Fortschreitens der Gelenkdegeneration hilflos fühlen. Dieser psychologische Stress muss bei der Gesamtbehandlung des Patienten berücksichtigt werden, da er die Schmerzwahrnehmung beeinträchtigen und die funktionellen Einschränkungen noch weiter verschärfen kann.

Kapitel 3

Die Grundversorgung in der Rheumatologie

- **Klinische Überwachung und Nachsorge von rheumatologischen Patienten**
  Vitalparameter, Schmerzen, Beurteilung der Mobilität.

Bei der Betreuung von Rheumapatienten ist die Beobachtung und Überwachung von **Vitalparametern**, **Schmerzen** und **Mobilität** ein wesentlicher Aspekt, um den Verlauf der Krankheit, die Wirksamkeit der Behandlungen und das allgemeine Wohlbefinden des Patienten zu beurteilen. Diese Elemente sind die Grundpfeiler der täglichen Behandlung und ihre regelmäßige Überwachung ermöglicht eine angemessene Anpassung der therapeutischen Maßnahmen.

Die **Vitalparameter** umfassen grundlegende Messungen, die den allgemeinen Zustand des Patienten widerspiegeln. Obwohl in der Rheumatologie die Erkrankungen hauptsächlich die Gelenke betreffen, können auch systemische Erkrankungen auftreten, weshalb die Überwachung von Indikatoren wie Körpertemperatur, Blutdruck, Herzfrequenz und Sauerstoffsättigung von entscheidender Bedeutung ist. Anhaltendes Fieber kann z.B. auf eine Infektion hinweisen, eine häufige Komplikation bei Patienten, die Immunsuppressiva wegen entzündlicher Erkrankungen wie rheumatoider Arthritis oder systemischem Lupus erythematodes erhalten. Ebenso kann ein erhöhter Blutdruck auf eine Komplikation im Zusammenhang mit bestimmten Behandlungen wie Kortikosteroiden oder auf eine damit verbundene Komorbidität hinweisen. Die Überwachung dieser Vitalparameter kann nicht nur Komplikationen vorbeugen, sondern auch Anzeichen einer Verschlechterung des allgemeinen Gesundheitszustands erkennen, die manchmal eine dringende medizinische Intervention erfordern.

Die Behandlung und Bewertung von **Schmerzen** ist ebenfalls ein zentrales Thema bei der Behandlung von rheumatologischen Patienten. Schmerzen, ob akut oder chronisch, sind ein allgegenwärtiges Symptom bei diesen Erkrankungen. Die Intensität, der Ort und die Art des Schmerzes (entzündlich, mechanisch, neuropathisch) müssen regelmäßig beurteilt werden, um die Ursache des Schmerzes besser zu verstehen und die

Behandlung anzupassen. Patienten mit rheumatoider Arthritis beispielsweise berichten häufig über entzündliche Schmerzen, die durch ein Wärmegefühl, Schwellungen und Steifheit gekennzeichnet sind, die vor allem am Morgen auftreten. Im Gegensatz dazu beschreiben Patienten mit Arthrose eher einen mechanischen Schmerz, der sich nach einer Anstrengung verstärkt und sich mit Ruhe bessert. Die Beurteilung der Schmerzen muss daher detailliert und kontinuierlich erfolgen, wobei Instrumente wie die numerische Schmerzskala oder umfassendere Fragebögen verwendet werden, die es ermöglichen, die Auswirkungen der Schmerzen auf das tägliche Leben besser zu erfassen. Wenn sowohl die physischen als auch die psychologischen Aspekte des Schmerzes berücksichtigt werden, kann das Pflegepersonal die Behandlung besser anpassen, ob es sich nun um Medikamente, Rehabilitationstechniken oder psychologische Unterstützung handelt.

Die **Beurteilung der Mobilität** ist ein weiterer wichtiger Aspekt, da rheumatische Erkrankungen in erster Linie die Bewegungsfähigkeit beeinträchtigen. Die Mobilität kann auf verschiedenen Ebenen beeinträchtigt werden: durch Schmerzen, Gelenksteifigkeit oder Muskelschwäche. Bei der Beurteilung der Mobilität geht es nicht nur darum, ob sich ein Patient bewegen kann, sondern auch darum, wie er bestimmte Bewegungen ausführt, wie z.B. von einem Stuhl aufzustehen, eine kurze Strecke zu gehen, eine Treppe zu steigen oder feine Aufgaben wie das Öffnen einer Flasche oder das Hantieren mit Gegenständen zu erledigen. Diese Beurteilung umfasst auch den Bewegungsumfang der Gelenke, der durch Entzündungen oder Degeneration eingeschränkt sein kann, und die Muskelkraft, die durch Schmerzen oder mangelnde Bewegung nachlassen kann.

Der Pfleger spielt bei dieser Beurteilung eine Schlüsselrolle. Indem er die täglichen Bewegungen der Patienten beobachtet und die Schwierigkeiten, auf die sie stoßen, festhält, hilft er dabei, die Rehabilitationsprogramme anzupassen und zu erkennen, wann eine zusätzliche Intervention durch einen Physio- oder Ergotherapeuten erforderlich ist. Der Pfleger kann die Patienten auch dazu ermutigen, technische Hilfsmittel wie Gehstöcke, Rollatoren oder Orthesen zu verwenden, um die Bewegungen zu erleichtern und die Selbständigkeit so weit wie möglich zu erhalten. Eine regelmäßige Überwachung der Mobilität hilft, Komplikationen der Immobilität wie Dekubitus oder Muskelatrophie zu vermeiden und eine aktive Rehabilitation zu fördern.

- **Hygiene und Hautpflege bei Patienten mit rheumatischen Erkrankungen**
  Vorsichtsmaßnahmen zur Vermeidung von Hautkomplikationen aufgrund von Immobilität.

Längere Immobilität, wie sie bei Patienten mit rheumatischen Erkrankungen häufig vorkommt, setzt die Haut einem hohen Risiko von Komplikationen aus, insbesondere der Bildung von Druckgeschwüren (Dekubitus). Diese Hautverletzungen entstehen durch die anhaltende Kompression des Weichgewebes zwischen einer starren Oberfläche, wie einem Bett oder einem Sessel, und den darunter liegenden Knochen. Diese anhaltende Kompression reduziert die lokale Blutzirkulation, wodurch die Haut und das umliegende Gewebe nicht mehr mit Sauerstoff und wichtigen Nährstoffen versorgt werden, was allmählich zum Zelltod und zur Bildung einer Wunde führt. Die Vermeidung dieser Komplikationen ist eine absolute Priorität bei der Pflege von immobilen Patienten und erfordert ständige Aufmerksamkeit und spezielle Maßnahmen.

Die **regelmäßige Mobilisierung** der Patienten ist die erste und wichtigste vorbeugende Maßnahme zur Vermeidung von Druckgeschwüren und anderen Hautkomplikationen, die durch Immobilität verursacht werden. Es ist wichtig, bettlägerige Patienten oder Rollstuhlfahrer mindestens alle zwei Stunden in eine andere Position zu bringen, um den Druck auf die gefährdeten Bereiche wie Kreuzbein, Fersen, Hüften und Ellbogen zu entlasten. Häufige Positionswechsel sorgen dafür, dass das Blut freier durch die komprimierten Bereiche zirkulieren kann und verringern so das Risiko einer Gewebeischämie. Der

Pfleger, der bei dieser Pflege oft an vorderster Front steht, spielt eine Schlüsselrolle bei der regelmäßigen Mobilisierung, indem er Hebetechniken anwendet oder Kissen und Stützen anpasst, um die Druckpunkte neu zu verteilen.

Die **Verwendung von speziellen Matratzen und Kissen** ist eine weitere wichtige Vorsichtsmaßnahme zur Vermeidung von Hautkomplikationen. Dynamische Luftmatratzen, bei denen die Druckpunkte durch Aufblasen und Ablassen der Luft in bestimmten Bereichen regelmäßig verändert werden, sind besonders wirksam bei Patienten, die über längere Zeiträume bettlägerig sind. In ähnlicher Weise werden Schaumstoff- oder Gel-Lagerungskissen verwendet, um den Druck auf gefährdete Bereiche zu entlasten, wenn der Patient im Rollstuhl sitzt. Diese Hilfsmittel sind so konzipiert, dass sie den Druck gleichmäßiger verteilen und das Risiko von Hautverletzungen verringern. Der Helfer muss sicherstellen, dass diese Hilfsmittel korrekt verwendet, an die Bedürfnisse des Patienten angepasst und regelmäßig auf ihre Wirksamkeit hin überprüft werden.

Parallel dazu muss der **Hygiene und der Feuchtigkeitsversorgung der Haut** besondere Aufmerksamkeit geschenkt werden. Eine saubere und gut mit Feuchtigkeit versorgte Haut ist weniger anfällig für äußere Einflüsse und Verletzungen. Die Körperpflege muss regelmäßig erfolgen, wobei übermäßiges Reiben, das die empfindliche Haut reizen könnte, vermieden werden muss. Nach dem Waschen hilft das Auftragen von geeigneten Feuchtigkeitscremes, die Hautbarriere in gutem Zustand zu halten und Trockenheit und Risse zu verhindern. Besondere Aufmerksamkeit sollte den Bereichen gewidmet werden, die zu Mazeration neigen, wie Hautfalten oder Bereiche mit längerem Kontakt zu medizinischen Geräten, da übermäßige Feuchtigkeit die Haut schwächt und das Risiko von Druckgeschwüren erhöht.

Die **sorgfältige Überwachung des Hautzustands** ist ein weiterer entscheidender Aspekt bei der Vermeidung von Hautkomplikationen. Der Pfleger sollte die Haut des Patienten täglich inspizieren, insbesondere in den Druckzonen, um nach frühen Anzeichen einer Verletzung zu suchen. Eine Rötung, die auf Druck nicht verschwindet, ist oft das erste Anzeichen für einen beginnenden Dekubitus. Wenn diese Anzeichen frühzeitig erkannt werden, können vorbeugende Maßnahmen ergriffen werden, wie z.B. die Änderung der Position des Patienten oder die Verwendung zusätzlicher Schutzkleidung, um das Fortschreiten des Dekubitus zu verhindern. Eine tägliche Beurteilung hilft auch, andere Hautprobleme wie Reizungen, Wunden oder Infektionen zu erkennen, die den Zustand des Patienten weiter erschweren könnten.

Die **Ernährung** spielt auch eine grundlegende Rolle für die Gesundheit der Haut und die Vermeidung von Hautkomplikationen. Immobilisierte Patienten sind häufig von Unterernährung bedroht, was die Widerstandsfähigkeit der Haut schwächt und die Wundheilung verlangsamt. Die Zufuhr von Proteinen, Vitaminen (insbesondere Vitamin C und E) und Mineralien wie Zink ist für die Aufrechterhaltung der Hautintegrität und die Förderung der Geweberegeneration von entscheidender Bedeutung. Der Pfleger muss in Zusammenarbeit mit Diätassistenten und Krankenschwestern dafür sorgen, dass die Patienten eine ausgewogene und ausreichende Ernährung oder bei Bedarf Nahrungsergänzungsmittel erhalten, um die Haut und den Körper bei der Vermeidung von Druckgeschwüren zu unterstützen.

Schließlich ist die **ständige Weiterbildung des Pflegepersonals** in Techniken zur Vermeidung von Druckgeschwüren und zur speziellen Hautpflege für eine optimale Versorgung immobiler Patienten unerlässlich. Durch regelmäßige Schulungen zu neuen Technologien und bewährten Verfahren sind die Pflegekräfte besser in der Lage, Anzeichen von Hautschäden zu erkennen und frühzeitig und angemessen einzugreifen.

- **Unterstützung bei der Mobilität und Schmerzbehandlung**
Nutzung von technischen Hilfsmitteln, Physiotherapie und psychologische Unterstützung.

Bei der Behandlung von Rheumapatienten bilden der Einsatz von **Hilfsmitteln, Physiotherapie** und **psychologische Unterstützung** ein zusammenhängendes und unverzichtbares Ganzes, um die Lebensqualität der Patienten zu verbessern. Diese sich ergänzenden Ansätze können nicht nur körperliche Symptome wie Schmerzen und Funktionseinschränkungen lindern, sondern auch die emotionalen und psychologischen Bedürfnisse der Patienten befriedigen, die durch den Verlauf ihrer Krankheit oft geschwächt sind.

Der **Einsatz von Hilfsmitteln** spielt eine zentrale Rolle bei der Behandlung von rheumatischen Erkrankungen, insbesondere wenn die Mobilität der Patienten durch Schmerzen, Gelenksteifigkeit oder Muskelschwäche beeinträchtigt ist. Diese Hilfsmittel wie Gehstöcke, Rollatoren, Rollstühle oder Orthesen wurden entwickelt, um körperliche Einschränkungen zu kompensieren und gleichzeitig die Unabhängigkeit des Patienten zu fördern. Beispielsweise kann ein Patient mit Arthrose in den Hüften oder Knien von einem Gehstock profitieren, um einen Teil des Gewichts, das die Gelenke beim Gehen tragen, zu entlasten. Ebenso können Patienten mit rheumatoider Arthritis Schienen verwenden, um die betroffenen Gelenke zu stabilisieren und die Schmerzen bei der Bewegung zu reduzieren.

Der Pfleger spielt in Verbindung mit dem Physio- und Ergotherapeuten eine entscheidende Rolle bei der Anpassung und dem Erlernen des Gebrauchs dieser technischen Hilfsmittel. Er muss nicht nur sicherstellen, dass die Ausrüstung den spezifischen Bedürfnissen des Patienten entspricht, sondern auch, dass der Patient sich bei der täglichen Nutzung wohlfühlt. Dies kann bedeuten, dass der Patient in einfachen, aber wichtigen Handgriffen geschult werden muss, wie z.B. der korrekte Gebrauch eines Gehstocks oder das Aufstehen aus einem Rollstuhl ohne Sturzgefahr. Diese Hilfsmittel reduzieren nicht nur die mit den Bewegungen verbundenen Schmerzen und die Müdigkeit, sondern erhalten auch das Gefühl der Unabhängigkeit, was für das psychische Wohlbefinden der Patienten von grundlegender Bedeutung ist.

Parallel dazu ist die **Physiotherapie** eine unverzichtbare Säule in der Rehabilitation von Patienten mit rheumatischen Erkrankungen. Die Rolle des Physiotherapeuten besteht darin, die Beweglichkeit der Gelenke wiederherzustellen oder zu erhalten, geschwächte Muskeln zu stärken und Steifheit oder Deformationen zu verhindern, die durch Immobilität oder Schmerzen entstehen können. Die Physiotherapie ist nicht nur eine Reihe von körperlichen Übungen, sondern auch ein sanfter therapeutischer Ansatz, der sich an die Fähigkeiten und Einschränkungen jedes Patienten anpasst. Bei entzündlichen Erkrankungen wie Morbus Bechterew, bei denen die Wirbelsäule allmählich ihre Flexibilität verliert, wird der Physiotherapeut spezielle Mobilitäts- und Dehnungsübungen anbieten, um einer Ankylose (Gelenksteife) vorzubeugen und die Flexibilität der Gelenke so weit wie möglich zu erhalten.

Physiotherapie ist ebenfalls wichtig, um die Muskeln zu stärken, die die Gelenke umgeben und stützen. Durch die Verbesserung der Muskelkraft wird die direkte Belastung der Gelenke verringert, was zur Schmerzlinderung und zur Verbesserung der allgemeinen Funktion beiträgt. Darüber hinaus spielt die Physiotherapie eine präventive Rolle bei der Vermeidung von sekundären Komplikationen, die mit einer längeren Immobilität verbunden sind, wie Muskelverlust oder Atrophie. Der Pfleger arbeitet aktiv mit dem Physiotherapeuten zusammen, um die Patienten zu ermutigen, die Übungen regelmäßig durchzuführen und die Bewegungen in ihren Alltag zu integrieren, sei es im Krankenhaus oder zu Hause.

Schließlich ist die **psychologische Unterstützung** ein wesentlicher Bestandteil der Behandlung von Patienten mit chronischen rheumatischen Erkrankungen. Das Leben mit ständigen Schmerzen, körperlichen Einschränkungen und manchmal auch sichtbaren Entstellungen kann einen erheblichen Einfluss auf das Selbstwertgefühl und die psychische Gesundheit haben. Krankheiten wie rheumatoide Arthritis oder systemischer Lupus erythematodes, die zu unvorhersehbaren und behindernden Schüben führen können, versetzen die Patienten oft in einen Zustand der Angst oder Entmutigung angesichts der Ungewissheit ihres Zustands. Die Angst vor einem allmählichen Verlust der Selbständigkeit kann in Verbindung mit chronischen Schmerzen auch zu depressiven Verstimmungen führen.

Da der Pfleger täglich in direktem Kontakt mit den Patienten steht, ist er oft die erste Person, die Anzeichen von emotionaler Not wahrnimmt. Durch aktives Zuhören, Ermutigung und Bestätigung der Gefühle des Patienten trägt er dazu bei, die psychische Belastung durch die Krankheit zu verringern. Manchmal hilft schon das Eingeständnis, dass es schwierig ist, mit chronischen Schmerzen oder eingeschränkter Mobilität zu leben, den Patienten, sich verstanden und unterstützt zu fühlen. Die tägliche Unterstützung kann auch durch die Zusammenarbeit mit Psychologen verstärkt werden, die spezielle Hilfe bei der Bewältigung der emotionalen Aspekte der Krankheit bieten, insbesondere wenn Symptome von Depressionen oder Angstzuständen auftreten.

Selbsthilfegruppen und Gruppentherapien sind ebenfalls wertvolle Ressourcen für Patienten mit chronischen Krankheiten. Der Erfahrungsaustausch mit anderen Patienten, die mit ähnlichen Herausforderungen konfrontiert sind, kann die Isolation durchbrechen und das Gefühl stärken, mit der Krankheit nicht allein zu sein. Diese Art der psychologischen Unterstützung kann sich sowohl auf die emotionale als auch auf die physische Ebene positiv auswirken, da eine höhere Moral oft die Wahrnehmung von Schmerzen verbessert und zu einer stärkeren Beteiligung an der Pflege ermutigt.

- **Vermeidung von Druckgeschwüren und anderen Komplikationen, die mit Immobilität verbunden sind.**
Lagerungstechniken und regelmäßige Mobilisierung.

Lagerungstechniken **und regelmäßige Mobilisierung** sind wesentliche Praktiken bei der Behandlung von Patienten, insbesondere von Patienten mit rheumatischen Erkrankungen oder anderen Erkrankungen, die zu einer Einschränkung der Mobilität führen. Diese Techniken sollen Komplikationen verhindern, die mit längerer Immobilität verbunden sind, wie Dekubitus, Kontrakturen oder Muskelatrophie.

Die **richtige Lagerung des Patienten** ist der erste Aspekt, der zur Vermeidung von Komplikationen berücksichtigt werden muss. Wenn ein Patient für längere Zeit bettlägerig ist oder im Rollstuhl sitzt, ist es entscheidend, dass der Körper richtig gelagert wird, um Druckstellen zu vermeiden, die Muskelspannung zu reduzieren und eine gute Blutzirkulation zu fördern. In einem Bett sollte der Patient beispielsweise so gelagert werden, dass die Wirbelsäule in einer Linie liegt und die Hüften, Knie und Knöchel ausreichend gestützt werden. Kissen können unter die Knie oder zwischen die Beine gelegt werden, um die korrekte Ausrichtung beizubehalten und zu verhindern, dass die Gelenke in unbequemen oder potenziell schädlichen Positionen einrasten.

Bei Patienten mit Gelenkschmerzen, wie z.B. bei rheumatoider Arthritis, muss außerdem besonders auf die empfindlichen Bereiche geachtet werden. Spezielle Kissen oder Stützvorrichtungen können verwendet werden, um den Druck auf schmerzhafte Gelenke wie Hüften oder Schultern zu lindern und übermäßige Reibung zu vermeiden, die die Entzündung verschlimmern oder zu Wunden führen könnte. Diese Installationstechniken sollen maximalen Komfort bieten und gleichzeitig das Risiko von Haut- oder Muskel-Skelett-Komplikationen verringern.

Eine **korrekte Einrichtung** allein reicht jedoch nicht aus, um die Gesundheit und das Wohlbefinden des Patienten zu gewährleisten. Ebenso wichtig ist die **regelmäßige Mobilisierung**. Die

Neupositionierung des Patienten alle zwei Stunden ist beispielsweise eine entscheidende Maßnahme, um die Bildung von Druckgeschwüren zu verhindern, die entstehen, wenn bestimmte Körperbereiche über längere Zeit unter Druck stehen. Immobilisierte Patienten, insbesondere solche, die sich nicht selbst mobilisieren können, bedürfen einer sorgfältigen Überwachung und Unterstützung bei der regelmäßigen Änderung ihrer Position. Dies kann einfache Bewegungen umfassen, wie das Umlagern von einer liegenden in eine halb sitzende Position oder das Drehen des Patienten im Bett von einer Seite auf die andere. Diese Positionswechsel entlasten nicht nur die Druckstellen, sondern fördern auch eine bessere Blutzirkulation und verhindern Taubheitsgefühle oder Schmerzen, die mit einer längeren Immobilität verbunden sind.

Die Mobilisierung beschränkt sich nicht nur auf Positionsänderungen. Sie umfasst auch **passive** und **aktive Mobilisierungstechniken**. Die passive Mobilisierung ist besonders nützlich für Patienten mit eingeschränkter Bewegungsfähigkeit oder die nicht in der Lage sind, sich selbst zu bewegen. Bei dieser Methode hilft der Pfleger dem Patienten, Gelenkbewegungen wie das Beugen und Strecken der Knie oder der Arme auszuführen, ohne dass der Patient sich anstrengen muss. Dadurch werden die Gelenke geschmeidig gehalten, Steifheit verhindert und die Blutzirkulation gefördert. Aktive Mobilisierung hingegen bedeutet, dass der Patient aktiv an den Bewegungen teilnimmt, auch wenn er dabei Hilfe benötigt. Diese Art der Mobilisierung stärkt die Muskeln, verbessert die Koordination und fördert die funktionelle Unabhängigkeit des Patienten.

Es ist auch wichtig, die **Mobilisierungstechniken beim Aufstehen des Patienten** zu berücksichtigen. Die Unterstützung eines Patienten beim Wechsel von einer sitzenden in eine stehende Position oder beim Umsetzen von einem Stuhl in ein Bett erfordert geeignete Techniken, um Verletzungen sowohl für den Patienten als auch für die Pflegekraft zu vermeiden. Der Einsatz von technischen Hilfsmitteln wie Liftern, Stützstangen oder Transfergurten kann diese Bewegungen erleichtern und gleichzeitig Sicherheit gewährleisten. Durch die Anwendung geeigneter Hebe- und Transfertechniken kann der Helfer den Patienten dazu ermutigen, sich so weit wie möglich zu beteiligen, wodurch das Gefühl der Abhängigkeit verringert und die Selbstständigkeit gefördert wird.

Schließlich hat die regelmäßige Mobilisierung auch eine positive psychologische Wirkung auf den Patienten. Allein die Tatsache, dass man sich bewegen kann, selbst mit Hilfe, oder dass man regelmäßig die Position wechseln kann, kann Ängste und das Gefühl, in einer bestimmten Position "gefangen" zu sein, verringern. Dies trägt zur Verbesserung der Stimmung bei, und eine bessere Mobilität ist oft mit einer positiveren Wahrnehmung des allgemeinen Gesundheitszustands verbunden. Darüber hinaus hilft die Mobilisierung, immobilitätsbedingte Komplikationen wie Atemwegsinfektionen oder Kreislaufprobleme zu verhindern, die auftreten können, wenn der Patient zu lange inaktiv bleibt.

Kapitel 4

Begleitung der Patienten

- **Aktives Zuhören und Kommunikation mit dem rheumatologischen Patienten.**
  Bedeutung der Vertrauensbeziehung, Berücksichtigung von Schmerzen und Ängsten.

Das **Vertrauensverhältnis** zwischen dem Patienten und dem Behandlungsteam ist eine grundlegende Säule bei der Behandlung chronischer Krankheiten, insbesondere in der Rheumatologie, wo Schmerzen, Funktionseinschränkungen und die Ungewissheit über den Verlauf der Krankheit für die Patienten tägliche Realität sind. Diese Beziehung, die im Laufe der Zeit aufgebaut wird, spielt eine entscheidende Rolle nicht nur für die Einhaltung der Behandlung, sondern auch für das psychologische und emotionale Wohlbefinden des Patienten. Wenn der Patient sich verstanden, angehört und respektiert fühlt, ist er eher bereit, seine Bedürfnisse und Sorgen zu äußern und aktiv an seinem eigenen Genesungsprozess mitzuwirken.

Die Bedeutung dieses **Vertrauens** zeigt sich vor allem bei der Behandlung von Schmerzen, die bei Patienten mit rheumatischen Erkrankungen oft allgegenwärtig sind. Schmerzen, ob akut oder chronisch, haben einen großen Einfluss auf die Lebensqualität. Die Wahrnehmung dieser Schmerzen ist jedoch von Mensch zu Mensch unterschiedlich und hängt von vielen Faktoren ab, einschließlich der emotionalen Unterstützung, die man erhält. Wenn der Pfleger sich die Zeit nimmt, den Schilderungen der Schmerzen zuzuhören, ohne die Intensität oder Häufigkeit der Schmerzen herunterzuspielen, kann sich der Patient gehört und ernst genommen fühlen. Diese Bestätigung der Symptome ist wichtig, da sie dem Patienten zeigt, dass sein Leiden anerkannt wird, was oft der erste Schritt zur Linderung ist, sei es physisch oder psychisch.

Bei der Behandlung von Schmerzen geht es nicht nur um die Verabreichung von Medikamenten. Es geht auch darum, die Pflege und die alltäglichen Handlungen an die berichteten Schmerzniveaus anzupassen. Beispielsweise kann der Pfleger die Art und Weise anpassen, wie er einem Patienten beim Aufstehen oder Umdrehen im Bett hilft, indem er auf Bewegungen achtet, die die Schmerzen verstärken könnten. Allein die Tatsache, dass regelmäßig Fragen zu den Schmerzen gestellt werden und Anpassungen oder Alternativen vorgeschlagen werden, stärkt das Vertrauensverhältnis. Dies zeigt dem Patienten, dass sein Wohlbefinden eine Priorität ist und dass er sich darauf verlassen kann, dass das Pflegeteam die Pflege an seine tatsächlichen Bedürfnisse anpasst.

Ebenso wichtig ist es, **die Ängste** des Patienten zu **berücksichtigen**. Rheumatische Erkrankungen, insbesondere chronische Formen wie rheumatoide Arthritis oder Morbus Bechterew, werden oft von einer Reihe von Ängsten begleitet: Angst vor einer Verschlimmerung der Symptome, Angst vor dem Verlust der Selbständigkeit und Angst vor zukünftigen Schmerzen. Diese Ängste mögen zwar abstrakt erscheinen, sind aber eine Realität, die von den Patienten tief empfunden wird und ihren täglichen Gemütszustand beeinflusst. Wenn sie nicht erkannt oder ignoriert werden, kann dies zu einer emotionalen Isolation des Patienten führen, der sich angesichts des Ernstes seiner Situation unverstanden oder verlassen fühlt.

Der Pfleger, der dem Patienten nahe steht, hat eine einzigartige Rolle bei der Aufnahme und dem Umgang mit diesen Ängsten zu spielen. Er ist oft der erste, der die Anzeichen von Angst oder Zweifel beim Patienten wahrnimmt. Durch die Schaffung einer sicheren Umgebung, in der der Patient sich frei fühlt, seine Ängste ohne Bewertung auszudrücken, kann der Pfleger diese Ängste teilweise entschärfen. Offene Fragen zu stellen, aktiv zuzuhören und mit Einfühlungsvermögen zu antworten, kann helfen, den vom Patienten empfundenen Stress zu reduzieren. Dies bedeutet nicht unbedingt, oberflächlich zu beruhigen, sondern vielmehr, den Patienten beim Verständnis seiner Krankheit zu begleiten, indem er klare Informationen liefert und bei Fragen präsent ist.

Auch Zukunftsängste - wie das Fortschreiten der Krankheit oder die Befürchtung, abhängig zu werden - müssen sensibel angesprochen werden. Dem Patienten die möglichen Stadien der

Krankheit, die langfristigen Behandlungsmöglichkeiten und die verfügbaren Ressourcen zu erklären, die ihm helfen, so unabhängig wie möglich zu bleiben, kann einige dieser Ängste lindern. Transparenz in Verbindung mit ständiger Unterstützung verringert die Ungewissheit, was zur Stärkung des Vertrauensverhältnisses beiträgt.

Schließlich ist es wichtig zu erkennen, dass diese Vertrauensbeziehung nicht nur durch die technischen Aspekte der Pflege, sondern auch durch die **menschliche Präsenz** des Pflegers aufgebaut wird. Die Tatsache, dass er selbst für einfache Handgriffe oder alltägliche Gespräche zur Verfügung steht, stärkt diese Verbindung. Ein Lächeln, ein ermutigendes Wort oder ein Moment des Zuhörens kann einen erheblichen Einfluss auf die Moral des Patienten haben. Das Gefühl, sowohl physisch als auch emotional unterstützt zu werden, hilft dem Patienten, schwierige Momente zu überwinden und seiner Krankheit mit mehr Gelassenheit zu begegnen.

- **Psychologische Unterstützung für Patienten mit chronischen Krankheiten**
  Die Bedeutung von Empathie und Unterstützung bei den täglichen Herausforderungen.

Einfühlungsvermögen und **Unterstützung** sind wesentliche Elemente bei der Betreuung von Patienten mit chronischen Krankheiten, insbesondere in der Rheumatologie, wo die täglichen Herausforderungen zahlreich und tief in der Realität von Schmerzen, Müdigkeit und funktionellen Einschränkungen verwurzelt sind. Diese Krankheiten, die für andere oft unsichtbar sind, konfrontieren die Patienten mit einem ständigen inneren Leiden, das nicht nur auf körperliche Schmerzen beschränkt ist, sondern sich auch auf psychologische und emotionale Dimensionen ausdehnt. In diesem Zusammenhang spielen das Einfühlungsvermögen und die Unterstützung durch das Pflegepersonal eine entscheidende Rolle, um diese Last zu lindern und die Lebensqualität der Patienten zu verbessern.

Empathie ermöglicht es dem Pfleger, sich in die Lage des Patienten zu versetzen und sich vorzustellen, wie er sich angesichts seiner chronischen Schmerzen, des Mobilitätsverlustes oder der Ungewissheit über den Verlauf seiner Krankheit fühlt. Es ist mehr als nur ein Akt der Sympathie oder des Wohlwollens; es ist ein echtes emotionales Verständnis der Krankheitserfahrung, das es ermöglicht, auf die spezifischen Bedürfnisse jedes einzelnen Patienten einzugehen. Durch Empathie erkennt der Pfleger, dass jeder Patient seine Krankheit anders erlebt und dass die psychologischen Auswirkungen von Schmerzen oder Verlust der Selbständigkeit genauso wichtig sein können wie die körperlichen Symptome selbst. Dieses Verständnis ermöglicht es, die Pflege zu personalisieren und auf die emotionalen Erwartungen des Patienten einzugehen, was das Vertrauensverhältnis stärkt und eine bessere Zusammenarbeit bei der Behandlung fördert.

Empathie zeigt sich in vielen Aspekten der Pflege. Wenn ein Patient beispielsweise seinen Schmerz oder seine Frustration über seine körperlichen Einschränkungen zum Ausdruck bringt, sind aufmerksames Zuhören und das Fehlen von Urteilen starke Zeichen von Empathie. Wenn der Pfleger sich die Zeit nimmt, zuzuhören, selbst in Momenten, in denen die Sprache einfach oder banal erscheint, zeigt er, dass er die Realität der Herausforderungen anerkennt, denen der Patient täglich gegenübersteht. Dieses aktive Zuhören schafft einen Raum, in dem der Patient sich sicher fühlt, seine Emotionen, Befürchtungen oder Ängste auszudrücken, ohne Angst haben zu müssen, missverstanden oder heruntergespielt zu werden. Diese emotionale Unterstützung ist umso wertvoller, als Patienten mit chronischen Krankheiten sich manchmal isoliert fühlen können, selbst wenn sie von ihren Angehörigen umgeben sind, da ihre Schmerzen oder Müdigkeit schwer zu teilen oder zu erklären sind.

Die **Unterstützung bei den täglichen Herausforderungen** ist ebenso wichtig wie Einfühlungsvermögen. Rheumapatienten haben ständig Schwierigkeiten, einfache Aufgaben zu bewältigen, die früher als selbstverständlich galten, wie Aufstehen, Anziehen oder Gehen. Diese alltäglichen Handlungen werden zu einer Herausforderung für sich selbst und der Patient kann sich schnell von der Anhäufung kleiner Siege überwältigt fühlen, die notwendig sind, um einfach Tag für Tag zu funktionieren. Die Rolle des Pflegepersonals ist hier von grundlegender Bedeutung: Es muss sowohl physische Unterstützung durch geeignete Maßnahmen als auch emotionale Unterstützung bieten, indem es den Patienten ermutigt, sich angesichts dieser Herausforderungen nicht entmutigen zu lassen.

Diese Unterstützung erfolgt durch konkrete Maßnahmen. Beispielsweise können Sie einem Patienten helfen, technische Hilfsmittel zu benutzen, ihm zeigen, wie er seine Umgebung anpassen kann, damit sie funktioneller wird, oder Lösungen anbieten, um die Müdigkeit oder Schmerzen bei bestimmten täglichen Aktivitäten zu verringern. Diese Unterstützung ist nicht nur praktisch, sondern stärkt auch das Vertrauen des Patienten in seine Fähigkeit, ein gewisses Maß an Unabhängigkeit wiederzuerlangen. Selbst wenn die Krankheit die Bewegungen oder Fähigkeiten einschränkt, kann der Patient das Gefühl haben, dass er dank der wohlwollenden und proaktiven Unterstützung durch den Pfleger die Kontrolle über seinen Alltag behält.

Auch die Bedeutung der **moralischen Unterstützung** angesichts der Schwankungen der Krankheit sollte nicht unterschätzt werden. Rheumatische Erkrankungen sind häufig durch Schübe und Remissionen gekennzeichnet, was ein Gefühl der Unvorhersehbarkeit erzeugt, das für den Patienten psychisch erschöpfend sein kann. Die Ungewissheit über die Zukunft, Perioden verstärkter Schmerzen oder plötzliche Einschränkungen können zu einer tiefen Entmutigung führen. In solchen Momenten reicht Einfühlungsvermögen allein nicht aus, sondern es bedarf einer aktiven Unterstützung, einer ständigen Präsenz, die den Patienten daran erinnert, dass er in seinem Kampf nicht allein ist. Ermutigung, kleine Aufmerksamkeiten und die Begleitung des Patienten in jeder Phase seiner Behandlung tragen dazu bei, seine Moral zu stärken und ihm die Energie zu geben, die er braucht, um diese schwierigen Momente zu bewältigen.

Psychologische **Unterstützung** ist besonders wichtig, um dem Patienten zu helfen, seinen Zustand zu akzeptieren und die damit verbundenen Veränderungen zu bewältigen. Durch die Zusammenarbeit mit Psychologen oder Therapeuten kann der Pfleger den Patienten an zusätzliche Ressourcen verweisen, aber seine eigene Rolle bleibt entscheidend: eine Vertrauensperson zu sein, von der der Patient weiß, dass er sich im Alltag auf sie verlassen kann. Die emotionale Unterstützung durch den Pfleger hilft oft, die Angst, Depression oder Einsamkeit zu lindern, die häufig mit chronischen Krankheiten einhergehen.

- **Begleitung von Patienten am Lebensende oder in kritischen Phasen**
  Palliativer Ansatz, Schmerzmanagement und Unterstützung der Familien.

Der **palliative Ansatz** in der Rheumatologie, wie auch in anderen Bereichen der Medizin, konzentriert sich auf die Begleitung von Patienten mit chronischen, fortschreitenden Erkrankungen, deren Prognose unsicher oder reserviert ist. Im Gegensatz zu einem kurativen Ansatz, der auf Heilung abzielt, konzentriert sich der palliative Ansatz auf die Lebensqualität, indem er versucht, Schmerzen zu lindern und die körperlichen, emotionalen und spirituellen Bedürfnisse der Patienten zu erfüllen. Dieser Ansatz ist besonders wichtig für Patienten, die sich im fortgeschrittenen Stadium einer schweren rheumatischen Erkrankung befinden oder wenn die Behandlung das Fortschreiten der Erkrankung nicht mehr aufhalten kann. Er beinhaltet nicht nur eine sorgfältige Behandlung der Symptome, sondern auch eine umfassende Unterstützung, die sowohl den Patienten als auch seine Familie einschließt.

Die Schmerzbehandlung ist einer der Schwerpunkte dieses Ansatzes. Bei chronischen rheumatischen Erkrankungen ist der Schmerz oft ein täglicher Begleiter, der in seiner Intensität schwankt, aber allgegenwärtig ist. Ziel der Palliativmedizin ist es, diese Schmerzen so weit wie möglich zu reduzieren, um dem Patienten ein gewisses Maß an Komfort zu ermöglichen, wobei seine Wünsche und Prioritäten im Leben respektiert werden. Dies geschieht durch medikamentöse Behandlung, aber auch durch nicht-pharmakologische Ansätze. Schmerzmittel, von leichten wie Paracetamol bis hin zu stärkeren wie Opioiden, werden entsprechend der Schmerzintensität und den Bedürfnissen des Patienten eingesetzt. Die Titration der Dosis und die kontinuierliche Anpassung der Behandlung sind entscheidend, um ein Gleichgewicht zwischen Schmerzlinderung und der Aufrechterhaltung einer optimalen Lebensqualität zu erreichen, ohne dabei zu schwere Nebenwirkungen zu verursachen.

Die **Behandlung von Schmerzen** ist jedoch nicht nur auf Medikamente angewiesen. In der Palliativmedizin können Techniken wie Massagen, Entspannung, Thermotherapie (Wärme- oder Kälteanwendung) und sogar sanfte Mobilisierung eine wichtige Rolle bei der Linderung von Gelenk- oder Muskelschmerzen spielen. Komplementäre Ansätze wie Musiktherapie oder geführte Meditation können auch eine psychologische Erleichterung bieten, indem sie dem Patienten helfen, sich auf etwas anderes als den Schmerz zu konzentrieren, während sie gleichzeitig eine allgemeine Beruhigung fördern.

Neben der Schmerzbehandlung legt der palliative Ansatz großen Wert auf **emotionale und psychologische Unterstützung**, sowohl für den Patienten als auch für seine Familie. Wenn ein Patient mit einer rheumatischen Erkrankung in die Palliativphase übergeht, ist er häufig mit Gefühlen des Verlustes, der Angst und der Ungewissheit über die Zukunft konfrontiert. Der Pfleger wird in Verbindung mit dem multidisziplinären Team zu einer Schlüsselfigur in dieser heiklen Phase, indem er aufmerksam zuhört und eine beruhigende Präsenz bietet. Manchmal kann die bloße Anwesenheit eines einfühlsamen Pflegers, der bereit ist, die Sorgen des Patienten anzuhören, seine Fragen zu beantworten oder ihn in Momenten des Zweifels zu unterstützen, einen enormen Trost darstellen.

Die **Unterstützung der Familien** ist ein weiterer wichtiger Aspekt des palliativen Ansatzes. Die Angehörigen eines Patienten mit einer chronischen Krankheit im fortgeschrittenen Stadium erleben häufig ebenfalls Momente der Not und fühlen sich hilflos angesichts des Leidens ihres geliebten Menschen. Sie können Schuldgefühle, Traurigkeit oder Frustration empfinden und brauchen Unterstützung, um den Krankheitsverlauf und die Möglichkeiten zur Linderung der Beschwerden ihres Angehörigen zu verstehen. Der Pfleger übernimmt hier die Rolle eines Vermittlers zwischen dem medizinischen Team und der Familie, indem er die vorgeschlagenen Maßnahmen klar erklärt, die Pflege beruhigt und einen Raum für einen offenen Dialog bietet, in dem die Sorgen der Angehörigen geäußert und gehört werden können.

Darüber hinaus beinhaltet der palliative Ansatz die Vorbereitung auf das Lebensende, ein Thema, das für die Familien oft schwer zu besprechen ist. Der Pfleger muss sehr sensibel und einfühlsam sein, um die Angehörigen bei diesen Überlegungen zu begleiten und gleichzeitig die Wünsche des Patienten zu respektieren. Dabei kann es sich um Entscheidungen über die Einschränkung aggressiver Behandlungen, die Organisation der häuslichen Pflege oder die Respektierung des Willens des Patienten in Bezug auf seine letzten Momente handeln. Indem das Pflegeteam der Familie hilft, diesen Prozess besser zu verstehen, reduziert es den mit der Ungewissheit verbundenen Stress und die Angst und ermöglicht es den Angehörigen, sich auf die emotionale Unterstützung zu konzentrieren, die sie ihrem geliebten Menschen geben können.

Die **Unterstützung der Familien** endet nicht mit der Behandlung der medizinischen Aspekte. Sie umfasst auch die Begleitung bei der Trauer und der Anpassung an den Verlust. Wenn das Lebensende naht, müssen die Familien wissen, dass sie in dieser schwierigen Zeit nicht allein sind. Durch die Aufrechterhaltung eines offenen Dialogs, das Erklären der Veränderungen, die eintreten können, und die kontinuierliche psychologische Unterstützung hilft das Pflegeteam den Angehörigen, diese Übergangszeit mit mehr Gelassenheit zu bewältigen. Nach dem Tod kann eine Nachsorge angeboten werden, um den Familien bei der Bewältigung der Trauer zu helfen, sei es durch Selbsthilfegruppen oder Einzelgespräche mit Psychologen.

Kapitel 5

Schmerzmanagement

- **Arten von Schmerzen in der Rheumatologie**
  Entzündliche, mechanische und neuropathische Schmerzen.

Entzündliche, **mechanische** und **neuropathische Schmerzen** sind drei verschiedene Arten von Schmerzen, die jeweils spezifische zugrunde liegende Mechanismen und unterschiedliche Manifestationen haben und unterschiedliche Behandlungsansätze erfordern. In der Rheumatologie ist die Unterscheidung zwischen diesen Schmerzarten von entscheidender Bedeutung, um die Behandlung zu steuern und dem Patienten eine wirksame und dauerhafte Linderung zu verschaffen.

Entzündungsschmerzen treten häufig bei chronischen rheumatischen Erkrankungen wie rheumatoider Arthritis oder Morbus Bechterew auf. Diese Art von Schmerzen ist das Ergebnis eines entzündlichen Prozesses, bei dem das Immunsystem fälschlicherweise die Gelenke angreift und eine Entzündung des Gewebes, das das Gelenk umgibt, verursacht. Diese Entzündung führt zu einer Schwellung, Rötung, Überwärmung des Gelenks und starken Schmerzen. Der Entzündungsschmerz ist in der Regel am stärksten in Ruhe und beim Aufwachen, insbesondere am Morgen, mit einer Gelenksteifigkeit, die mehrere Stunden anhalten kann, bevor sie sich im Laufe des Tages bessert, wenn der Patient sich bewegt. Bewegung verschlimmert den Schmerz nicht, sondern lindert ihn sogar allmählich, im Gegensatz zu anderen Schmerzformen. Bei der Behandlung von entzündlichen Schmerzen werden nichtsteroidale Antirheumatika (NSAR), Kortikosteroide oder Biotherapien eingesetzt, um die Entzündungsreaktion zu reduzieren und damit die Schmerzen zu lindern.

Mechanische Schmerzen hingegen sind mit einem degenerativen Prozess verbunden, bei dem die Abnutzung von Gelenken, Muskeln oder Sehnen eine zentrale Rolle spielt. Das häufigste Beispiel ist die Arthrose, eine degenerative Erkrankung, bei der sich der Gelenkknorpel allmählich abnutzt und die Knochen direkt aneinander reiben. Diese Reibung führt zu Schmerzen, die bei Bewegungen oder Anstrengungen wie Gehen, Treppensteigen oder Heben von Gegenständen besonders ausgeprägt sind. Im Gegensatz zu entzündlichen Schmerzen bessert sich der mechanische Schmerz in der Regel in Ruhe und verstärkt sich bei Aktivität. Er ist häufig in den tragenden Gelenken wie Knie oder Hüfte lokalisiert, wo die Abnutzung am stärksten ist. Die Patienten können bei Bewegungen ein Knacken oder Knirschen in den Gelenken wahrnehmen, was ein typisches Merkmal dieser Form von Schmerzen ist. Die Behandlung von mechanischen Schmerzen umfasst Gewichtsmanagement, um den Druck auf die Gelenke zu reduzieren, Rehabilitationsübungen zur Stärkung der umgebenden Muskeln und die Verwendung von Schmerzmitteln zur Linderung der Schmerzen. In einigen fortgeschrittenen Fällen können chirurgische Eingriffe, wie das Einsetzen von Gelenkprothesen, erforderlich sein, um die Gelenkfunktion wiederherzustellen.

Neuropathische Schmerzen sind völlig anders geartet als entzündliche oder mechanische Schmerzen. Er entsteht durch eine Verletzung oder Fehlfunktion des Nervensystems, was zu einer Schmerzempfindung ohne äußere Schmerzreize führt. Mit anderen Worten, das Nervensystem sendet abnormale Schmerzsignale an das Gehirn, selbst wenn keine direkte oder unmittelbare Gewebeschädigung vorliegt. Diese Art von Schmerz wird oft als Brennen, elektrische Entladungen, Kribbeln oder Taubheit beschrieben. In der Rheumatologie können neuropathische Schmerzen bei Erkrankungen wie Morbus Bechterew auftreten, bei denen die Nerven durch zusammengewachsene Wirbel oder Entzündungen des Gewebes um die Wirbelgelenke herum gequetscht werden können. Er kann auch nach Nervenschädigungen durch chirurgische Eingriffe oder Gelenkverletzungen auftreten. Im Gegensatz zu entzündlichen oder mechanischen Schmerzen sind neuropathische Schmerzen oft schwieriger zu behandeln, da sie nicht gut auf herkömmliche Analgetika ansprechen. Spezielle Medikamente für neuropathische Schmerzen, wie Antikonvulsiva oder bestimmte Antidepressiva, werden häufig eingesetzt, um die Nervenaktivität zu modulieren und die abnormalen Empfindungen zu dämpfen. Zusätzliche Ansätze wie die transkutane elektrische Stimulation

(TENS) oder Entspannungstechniken können ebenfalls hilfreich sein.

Es ist wichtig zu wissen, dass alle drei Arten von Schmerzen - entzündliche, mechanische und neuropathische - bei einem Patienten gleichzeitig auftreten können, was zu einem komplexen klinischen Bild führt, das es zu behandeln gilt. Beispielsweise kann ein Patient mit fortgeschrittener Osteoarthritis auch eine entzündliche Komponente entwickeln, wenn Knorpelfragmente das Gelenk reizen, oder neuropathische Schmerzen aufgrund von Nervenkompression durch eine Gelenkverformung. Die Behandlung dieser Schmerzen erfordert daher eine genaue Beurteilung, um die Behandlung an jede Art von Schmerz anzupassen und eine multimodale Behandlung vorzuschlagen.

- **Nichtmedikamentöse Strategien zur Schmerzlinderung**
  Massagen, Wärmetherapie, sanfte Mobilisierung, Entspannung.

Massagen, **Thermotherapie**, **sanfte Mobilisierung** und **Entspannung** sind wichtige ergänzende Ansätze bei der Behandlung von Patienten mit chronischen Schmerzen und Funktionseinschränkungen, insbesondere in der Rheumatologie. Jede dieser Techniken trägt zur Linderung der Symptome, zur Verbesserung der Mobilität und zum allgemeinen Wohlbefinden bei und fügt sich harmonisch in die medikamentöse oder rehabilitative Behandlung ein.

Massagen sind eine Form der manuellen Therapie, die eine Schlüsselrolle bei der Behandlung von Muskel- und Gelenkschmerzen spielt. Sie lockern verkrampfte Muskeln, die häufig mit chronischen Schmerzen verbunden sind, und verbessern die lokale Durchblutung, was die Sauerstoffversorgung des Gewebes fördert und hilft, leichte Entzündungen zu reduzieren. Durch die Anwendung von sanftem und gezieltem Druck kann der Masseur oder Pfleger auch Muskelverspannungen reduzieren, die durch kompensatorische Körperhaltungen verursacht werden, die bei Patienten mit

Gelenkschmerzen häufig vorkommen. Beispielsweise kann ein Patient mit Kniearthrose unbewusst andere Körperteile wie den unteren Rücken oder die Hüften überlasten, was zu sekundären Schmerzen führt. Die Massage entlastet diese belasteten Bereiche und sorgt für ein Gefühl der Entspannung und des allgemeinen Wohlbefindens. Massagen sind besonders vorteilhaft für Patienten mit mechanischen Schmerzen, können aber auch zur Beruhigung der Muskeln bei Patienten mit entzündlichen Schmerzen eingesetzt werden, sofern die Technik so angepasst wird, dass sie die Entzündung nicht noch verstärkt.

Bei der **Wärmetherapie** werden **Wärme** oder Kälte eingesetzt, um Schmerzen und Gelenksteifheit zu lindern. Die Wärmebehandlung, die häufig in Form von heißen Kompressen, Heizkissen oder heißen Bädern angewendet wird, ist besonders wirksam bei der Entspannung der Muskeln und der Verbesserung der Blutzirkulation, was zur Verringerung der Steifheit und zur Erhöhung der Flexibilität der Gelenke beiträgt. Wärme wird häufig für Patienten empfohlen, die an Krankheiten wie Arthrose leiden, bei denen die Abnutzung der Knorpel die Bewegungen schmerzhaft und steif macht. Durch die Erhöhung des Blutflusses zu den Muskeln und Gelenken fördert die Wärmetherapie eine bessere Sauerstoffversorgung des Gewebes und hilft, Giftstoffe auszuspülen, die zu lokalen Entzündungen beitragen können. Andererseits ist Kälte in Form von Eisbeuteln oder kalten Kompressen besonders nützlich, um Entzündungen und Schwellungen bei Entzündungsschüben, wie bei rheumatoider Arthritis oder Gicht, zu reduzieren. Die Kälte bewirkt eine Vasokonstriktion, die den Zufluss von Entzündungsflüssigkeit in das Gelenk begrenzt und so akute Schmerzen und Schwellungen lindert.

Die **sanfte Mobilisierung** ist eine entscheidende Technik bei der Rehabilitation von Patienten mit rheumatischen Erkrankungen. Sie besteht aus langsamen und kontrollierten Gelenkbewegungen, die entweder passiv (wobei der Pfleger dem Patienten hilft, sich zu bewegen, ohne dass dieser sich anstrengen muss) oder aktiv (wobei der Patient selbst an der Bewegung teilnimmt) durchgeführt werden. Sanfte Mobilisierung hilft, die Gelenkamplitude zu erhalten oder zu verbessern, Steifheit zu verhindern und die Muskeln, die die Gelenke stützen, zu stärken. Bei Erkrankungen wie Morbus Bechterew, bei denen sich die Wirbelsäule allmählich versteift, kann die sanfte Mobilisierung die Flexibilität so weit wie möglich erhalten und verhindern, dass die Gelenke in behindernden Positionen verharren. Diese sanfte Technik ist auch ein Mittel zur Verhinderung von Muskelschwund bei immobilen oder wenig beweglichen Patienten. Sie ermöglicht eine kontinuierliche Stimulation der Muskeln und Gelenke, ohne sie übermäßig zu belasten oder bestehende Schmerzen zu verschlimmern. Als Ergänzung zur körperlichen Pflege hilft die sanfte Mobilisierung den Patienten, ein gewisses Maß an Selbständigkeit und Komfort im Alltag zu erhalten.

Schließlich spielt die **Entspannung** eine zentrale Rolle bei der Behandlung von chronischen Schmerzen und emotionalen Belastungen, die mit rheumatischen Erkrankungen verbunden sind. Entspannung hilft dem Patienten, sein Stressniveau zu reduzieren, das häufig ein verstärkender Faktor für die Schmerzwahrnehmung ist. Techniken wie tiefes Atmen, geführte Meditation oder positive Visualisierung helfen, das Nervensystem zu beruhigen, unwillkürliche Muskelspannungen zu reduzieren und die Schmerzschwelle zu senken. In der Rheumatologie kann Entspannung als Ergänzung zu anderen Techniken eingesetzt werden, um den Patienten zu helfen, Krisenzeiten besser zu bewältigen, indem sie ihnen Werkzeuge an die Hand gibt, um sich geistig und körperlich zu entspannen. Progressive Entspannung beispielsweise, bei der der Patient jede Muskelgruppe nacheinander an- und entspannt, hilft dabei, sich der Spannungen im Körper bewusst zu werden und sie zu lösen. Diese Praxis trägt dazu bei, Ängste zu verringern, die Schlafqualität zu verbessern und ein allgemeines Wohlbefinden zu fördern, das für einen Patienten mit chronischen Schmerzen unerlässlich ist.

- **Beteiligung des Pflegers an der medikamentösen Behandlung von Schmerzen**
  Überwachung der Behandlung, Einhaltung, mögliche Nebenwirkungen.

Die **Überwachung der Behandlung**, die **Einhaltung der** Therapie und der Umgang mit **möglichen Nebenwirkungen** sind wesentliche Bestandteile der Behandlung von Rheumapatienten. Diese Elemente spielen eine zentrale Rolle für die Wirksamkeit der Behandlung und die Lebensqualität der Patienten, insbesondere bei chronischen Erkrankungen wie rheumatoider Arthritis, systemischem Lupus erythematodes oder schwerer Arthrose. Ein rigoroses und sorgfältiges Behandlungsmanagement ermöglicht nicht nur die Optimierung der klinischen Ergebnisse, sondern auch die Vermeidung von Komplikationen aufgrund von Nebenwirkungen.

Die **Überwachung der Behandlung** beruht auf einer regelmäßigen und sorgfältigen Beobachtung der Reaktion des Patienten auf die verschriebenen Therapien. Bei rheumatischen Erkrankungen werden häufig nichtsteroidale Antirheumatika (NSAR), Kortikosteroide, Immunsuppressiva oder Biotherapien eingesetzt. Jede dieser Behandlungen, obwohl sie zur Kontrolle der Entzündung, zur Schmerzlinderung oder zur Verlangsamung des Fortschreitens der Krankheit entwickelt wurde, erfordert eine ständige Überprüfung ihrer Wirksamkeit und ihrer Eignung für die individuellen Bedürfnisse des Patienten. Zum Beispiel müssen NSAR, die zur Reduzierung von Entzündungen und Schmerzen eingesetzt werden, wegen der möglichen Risiken für das Verdauungssystem, insbesondere Magengeschwüre, sorgfältig überwacht werden. Biotherapeutika, die auf spezifische Komponenten des Immunsystems abzielen, müssen ebenfalls unter strenger Überwachung verabreicht werden, um sicherzustellen, dass sie die Immunabwehr des Patienten nicht übermäßig schwächen und damit das Risiko von Infektionen erhöhen.

Die Rolle des Pflegepersonals, insbesondere des Pflegers, ist bei dieser Überwachung von grundlegender Bedeutung. Der Pfleger achtet auf Anzeichen einer Verbesserung oder Verschlechterung, wie z.b. weniger Gelenkschmerzen, weniger Schwellungen oder neue Symptome wie Fieber oder ungewöhnliche Hautrötungen. In Zusammenarbeit mit dem medizinischen Team kann er jede Veränderung im Zustand des Patienten melden, so dass die Dosis angepasst oder die Behandlung entsprechend der individuellen Reaktion geändert werden kann. Die Überwachung umfasst auch regelmäßige Tests, wie z.b. Bluttests, um sicherzustellen, dass keine schwerwiegenden Nebenwirkungen auftreten, wie z.B. Leber- oder Nierenschäden, die bei bestimmten immunsuppressiven oder entzündungshemmenden Behandlungen häufig auftreten.

Die Therapietreue, d.h. die Fähigkeit des Patienten, seine Medikamente korrekt und entsprechend den Empfehlungen einzunehmen, ist ein weiteres wichtiges Thema für eine erfolgreiche rheumatologische Versorgung. Patienten mit chronischen Erkrankungen müssen oft mehrere Medikamente über lange Zeiträume, manchmal lebenslang, einnehmen, und es kann schwierig sein, diese Konstanz aufrechtzuerhalten. Vergessene Medikamente, Unannehmlichkeiten bei der Einnahme oder Nebenwirkungen können die Compliance beeinträchtigen. Darüber hinaus können einige Patienten, die keine sichtbaren Ergebnisse sehen, ihre Behandlung selbst ändern, was schwerwiegende Folgen für ihren Gesundheitszustand haben kann.

Der Pfleger spielt hier eine Schlüsselrolle bei der Förderung der Therapietreue. Er kann z.B. sicherstellen, dass der Patient versteht, wie wichtig es ist, die verschriebene Dosis zu regelmäßigen Zeiten einzunehmen, und ihn über die erwarteten Auswirkungen der Behandlung informieren, seien sie positiv oder möglicherweise unangenehm. Indem er die langfristigen Vorteile der Therapietreue deutlich macht, hilft er dem Patienten zu erkennen, dass die Stabilisierung der Krankheit oder die Reduzierung der Entzündungsschübe von einer konsequenten Regelmäßigkeit abhängt. Er kann auch praktische Lösungen vorschlagen, um die Compliance zu verbessern, wie z.B. die

Verwendung von Pillenboxen, Erinnerungen an die Medikamenteneinnahme über mobile Anwendungen oder die Förderung von therapeutischen Schulungen.

Schließlich ist der Umgang mit **potenziellen Nebenwirkungen** ein wichtiges Anliegen bei der Überwachung der rheumatologischen Behandlung. Jedes Medikament, insbesondere bei langfristiger Anwendung, birgt das Risiko von Nebenwirkungen und es ist wichtig, diese vorherzusehen, um sie zu minimieren. So können z.B. Kortikosteroide, obwohl sie wirksam Entzündungen hemmen und Schmerzen lindern, bei langfristiger Einnahme erhebliche Nebenwirkungen wie Osteoporose, Gewichtszunahme, brüchige Haut oder ein erhöhtes Infektionsrisiko verursachen. Biotherapeutika können das Immunsystem schwächen und die Patienten für schwere Infektionen anfällig machen. In diesem Zusammenhang ist es wichtig, die Gesundheitsparameter des Patienten regelmäßig zu überwachen, z.B. durch Blutuntersuchungen oder andere medizinische Tests.

Da der Pfleger täglich mit dem Patienten in Kontakt steht, ist er oft der erste, der Anzeichen von Nebenwirkungen erkennt. Er kann Symptome wie Magenschmerzen, ungewöhnliche Blutungen, übermäßige Müdigkeit oder Anzeichen einer Infektion beobachten. Wenn Sie diese Symptome schnell dem medizinischen Team melden, können Anpassungen vorgenommen werden, um ernsthafte Komplikationen zu vermeiden. Zum Beispiel kann bei gastrointestinalen Beschwerden unter NSAR ein Magenschutzmittel zur Behandlung hinzugefügt werden, oder eine Biotherapie kann angepasst werden, wenn ein signifikanter Rückgang der weißen Blutkörperchen auf eine Schwächung des Immunsystems hinweist.

Die Aufklärung des Patienten spielt ebenfalls eine wichtige Rolle bei der Behandlung von Nebenwirkungen. Es ist wichtig, dass der Patient vor Beginn einer neuen Behandlung über mögliche Nebenwirkungen informiert wird, so dass er Warnzeichen frühzeitig erkennen kann. Dies ermöglicht ein frühzeitiges

Eingreifen und verringert das Risiko von Komplikationen. Der Betreuer kann den Patienten beruhigen, indem er ihm erklärt, dass die meisten Nebenwirkungen kontrollierbar und vorübergehend sind, und ihm gleichzeitig praktische Ratschläge für den Umgang mit ihnen geben, wie z.B. die Anpassung der Ernährung oder das Ergreifen von Maßnahmen zum Schutz vor Infektionen.

Kapitel 6

Technische Pflege in der Rheumatologie

- **Verabreichung von spezifischen Behandlungen**
  Infusionen, subkutane und intramuskuläre Injektionen.

Infusionen, subkutane Injektionen und **intramuskuläre Injektionen** sind wichtige Verabreichungsmethoden bei der Behandlung rheumatischer Erkrankungen, insbesondere wenn orale Behandlungen nicht ausreichen oder nicht den spezifischen Bedürfnissen des Patienten entsprechen. Sie sind entscheidend für die Kontrolle von entzündlichen, autoimmunen oder degenerativen Erkrankungen wie rheumatoide Arthritis, Spondylitis ankylosans oder systemischer Lupus erythematodes.

Infusionen sind die intravenöse Verabreichung von Medikamenten direkt in den Blutkreislauf, in der Regel durch eine langsame Infusion über einen bestimmten Zeitraum. In der Rheumatologie werden Infusionen häufig zur Verabreichung von Biotherapien, Immunsuppressiva oder Behandlungen mit monoklonalen Antikörpern verwendet, die spezifisch auf Moleküle des Immunsystems abzielen, die Entzündungen verursachen. Diese Behandlungen werden häufig verschrieben, wenn orale Therapien die Entzündung nicht mehr kontrollieren können oder wenn der Patient schwere Formen von entzündlichen Erkrankungen hat.

Der Vorteil der Infusion ist, dass sie eine schnelle und kontrollierte Verteilung des Medikaments im gesamten Körper ermöglicht, wodurch eine schnelle und effektive Wirkung gewährleistet wird. Außerdem werden die Infusionen aufgrund des längeren Charakters dieser Behandlungen häufig in regelmäßigen Abständen von einigen Wochen bis zu mehreren Monaten verabreicht, wodurch eine stabile Konzentration des Arzneimittels im Blut aufrechterhalten wird. Infusionen müssen während der Verabreichung sorgfältig überwacht werden, da das Risiko von allergischen Reaktionen oder unmittelbaren Nebenwirkungen besteht. Der Pfleger spielt bei dieser Überwachung eine Schlüsselrolle, indem er auf Anzeichen von Unwohlsein, Rötung oder andere abnormale Symptome beim Patienten achtet und gleichzeitig sicherstellt, dass die Infusion unter optimalen Bedingungen durchgeführt wird.

Subkutane Injektionen sind eine weitere Methode, die in der Rheumatologie häufig zur Verabreichung von Medikamenten, insbesondere von Biotherapeutika oder bestimmten immunsuppressiven Medikamenten, eingesetzt wird. Bei diesen Injektionen wird das Medikament in die Fettschicht unter der Haut eingebracht, wo es langsam in den Blutkreislauf aufgenommen wird. Sie werden häufig bei chronischen Krankheiten eingesetzt, da sie eine regelmäßige und kontrollierte Verabreichung kleiner Mengen von Medikamenten über einen längeren Zeitraum ermöglichen. Beispielsweise können Patienten mit rheumatoider Arthritis wöchentlich oder alle zwei Wochen subkutane Injektionen von Biotherapeutika erhalten.

Einer der Vorteile der subkutanen Injektion ist, dass sie häufig vom Patienten selbst zu Hause durchgeführt werden kann, nachdem er entsprechend geschult wurde. Dies ermöglicht eine größere Unabhängigkeit und verringert die Notwendigkeit, für jede Verabreichung ein Krankenhaus aufzusuchen. Der Pfleger spielt hier eine wesentliche Rolle in der therapeutischen Ausbildung des Patienten, indem er ihm die guten Praktiken der Selbstverabreichung von Injektionen beibringt, sicherstellt, dass die Hygiene- und Zubereitungstechniken eingehalten werden und auf mögliche lokale Reaktionen wie Rötung, Schwellung oder Schmerzen an der Injektionsstelle achtet. Der Pfleger kann auch psychologische Unterstützung leisten, indem er dem Patienten versichert, dass er in der Lage ist, die Injektionen selbstständig durchzuführen und mit eventuellen Beschwerden umzugehen.

Schließlich sind **intramuskuläre Injektionen** ein weiterer häufig genutzter Verabreichungsweg, insbesondere wenn das Medikament schnell absorbiert werden muss oder wenn es das Unterhautgewebe reizt. Bei dieser Art der Injektion wird das Medikament direkt in einen Muskel eingeführt, wo es schnell von den Blutgefäßen, die die Muskeln versorgen, absorbiert wird. Intramuskuläre Injektionen werden häufig zur Verabreichung von Kortikosteroiden bei der Behandlung von akuten Entzündungsschüben, wie bei rheumatoider Arthritis oder Morbus Bechterew, verwendet. Diese Injektionen können eine schnelle

Linderung der Symptome bieten, insbesondere bei schweren Schüben, bei denen die Gelenkentzündung intensiv ist und die Schmerzen schnell unter Kontrolle gebracht werden müssen.

Die intramuskuläre Verabreichung erfolgt in der Regel in große Muskeln, wie den Deltamuskel (Schulter), den Musculus vastus lateralis (Oberschenkel) oder die Gesäßmuskeln. Die Injektion erfordert eine gewisse Technik, um Komplikationen wie Nerven- oder Gefäßverletzungen zu vermeiden, und der Pfleger muss sicherstellen, dass er sich an strenge Hygiene- und Anatomieprotokolle hält, um eine sichere Injektion zu gewährleisten. Nach der Injektion ist es auch wichtig, den Patienten auf mögliche Nebenwirkungen wie übermäßige Schmerzen, Entzündungen an der Injektionsstelle oder Anzeichen einer Infektion zu überwachen.

Die Überwachung von Nebenwirkungen ist eine Gemeinsamkeit all dieser Verabreichungsformen. Jede Methode - ob Infusion, subkutane oder intramuskuläre Injektion - birgt spezifische Risiken, seien es unmittelbare Wirkungen wie allergische Reaktionen oder verzögerte Wirkungen wie Infektionen, Rötungen oder anhaltende Schmerzen an der Injektionsstelle. Der Pfleger, der häufig in direktem Kontakt mit dem Patienten steht, ist ein wichtiger Akteur bei der Früherkennung dieser Komplikationen. Durch die aufmerksame Beobachtung der klinischen Anzeichen und die regelmäßige Kommunikation mit dem Patienten kann er das medizinische Team frühzeitig über Probleme informieren, so dass die Behandlung bei Bedarf angepasst werden kann.

- **Überwachung der Behandlung mit Biotherapeutika und Immunsuppressiva**
  Rollen und Vorsichtsmaßnahmen für die Pflegekraft im Hinblick auf Infektionsrisiken.

Der Pfleger spielt eine wesentliche Rolle bei der Prävention und dem Management von **Infektionsrisiken**, insbesondere bei Patienten mit rheumatischen Erkrankungen, von denen viele eine immunsuppressive oder biotherapeutische Behandlung erhalten, die sie anfälliger für Infektionen macht. Diese Patienten haben aufgrund ihres geschwächten Immunsystems ein erhöhtes Risiko für die Entwicklung opportunistischer Infektionen, sei es durch Bakterien, Viren oder Pilze. Die Wachsamkeit und die Vorsichtsmaßnahmen des Pflegers sind daher entscheidend, um diese Komplikationen zu vermeiden, die zu einer Verschlimmerung der Krankheit führen und die Wirksamkeit der Behandlung beeinträchtigen können.

Eine der wichtigsten **Aufgaben der** Pflegekraft ist es, die strikte Einhaltung der Hygienemaßnahmen sowohl für sich selbst als auch für den Patienten zu gewährleisten. Die Einhaltung grundlegender Praktiken, wie das regelmäßige Händewaschen mit Wasser und Seife oder die Verwendung von hydroalkoholischen Lösungen, ist von grundlegender Bedeutung, um das Risiko der Übertragung von Keimen zu verringern. Die Pflegekraft muss auch sicherstellen, dass der Patient diese Hygienemaßnahmen einhält, insbesondere in Risikosituationen wie vor den Mahlzeiten, nach dem Toilettengang oder wenn Wunden versorgt oder Injektionen verabreicht werden müssen. Die einfache Tatsache, dass der Patient an die Wichtigkeit dieser Maßnahmen erinnert wird, indem sie pädagogisch erklärt werden, kann dazu beitragen, die Verbreitung von Infektionserregern zu begrenzen.

Darüber hinaus muss die Pflegekraft auch der **Umgebung** des Patienten besondere Aufmerksamkeit **widmen**. Eine regelmäßige Desinfektion von Oberflächen und medizinischen Geräten ist unerlässlich, um das Risiko von Infektionen zu verringern. Dies gilt auch für häufig berührte Gegenstände wie Türklinken, Telefone oder medizinische Geräte, die der Patient benutzt. Dazu gehört auch, dass die Bettwäsche regelmäßig gewechselt und die medizinischen Geräte nach jedem Gebrauch sterilisiert werden.

Immunsupprimierte Patienten sind aufgrund ihrer Behandlung anfälliger für Atemwegsinfektionen, Harnwegsinfektionen und Hautinfektionen. Daher ist es wichtig, dass der Pfleger sorgfältig auf frühe Anzeichen einer Infektion beim Patienten **achtet**. Dazu gehören das Auftreten von Fieber, Schüttelfrost, Schmerzen oder Rötungen an einer Wunde, anhaltender Husten, Halsschmerzen oder Anzeichen von ungewöhnlicher Müdigkeit. Zum Beispiel kann leichtes Fieber, das bei einem immunkompetenten Patienten unbemerkt bleiben würde, das erste Anzeichen einer schweren Infektion bei einem Patienten sein, der eine Biotherapie oder Immunsuppressiva erhält. Wenn der Pfleger diese Anzeichen frühzeitig erkennt, kann er das medizinische Team alarmieren und eine frühzeitige Behandlung ermöglichen, was entscheidend ist, um eine Verschlechterung des Zustands des Patienten zu verhindern.

Die **Verabreichung von Pflege**, ob es sich nun um Infusionen, subkutane Injektionen oder Wundversorgung handelt, erfordert ebenfalls eine erhöhte Wachsamkeit des Pflegers. Die technischen Maßnahmen erfordern eine strenge Asepsis, um Kontaminationen zu vermeiden. Vor jeder Behandlung muss die Haut des Patienten mit einem geeigneten Antiseptikum desinfiziert werden und es muss darauf geachtet werden, dass steriles Material verwendet wird. Bei Infusionen oder Injektionen ist es wichtig, die Injektionsstellen auf Anzeichen einer lokalen Infektion wie Rötung, Schwellung oder abnormale Schmerzen zu überwachen. Wenn Anomalien festgestellt werden, muss der Pfleger sofort das medizinische Team informieren, um eine mögliche schwerere Infektion, wie eine Sepsis, zu verhindern.

Ein weiterer wichtiger Aspekt der Rolle des Pflegers ist die **Aufklärung des Patienten**. Immunsupprimierte Patienten müssen über die Vorsichtsmaßnahmen informiert werden, die sie zum Schutz vor Infektionen treffen müssen. Der Pfleger kann ihnen beispielsweise erklären, wie wichtig es ist, den Kontakt mit kranken Menschen zu vermeiden, insbesondere in Zeiten von Grippe oder Virenepidemien. Es ist auch wichtig, das Bewusstsein für das Risiko von Lebensmittelinfektionen zu schärfen, indem man ihnen Ratschläge zur richtigen Lagerung von Lebensmitteln, zur Lebensmittelhygiene oder zur Bedeutung des richtigen Garens von Fleisch und des sorgfältigen Waschens von Obst und Gemüse gibt. Diese Ratschläge mögen selbstverständlich erscheinen, sind aber für Patienten mit einem geschwächten Immunsystem unerlässlich.

Schließlich muss der Pfleger auf die Impfungen des Patienten achten, da einige davon notwendig sein können, um schweren Infektionen vorzubeugen, andere jedoch aufgrund der immunsuppressiven Behandlung kontraindiziert sein können. Zum Beispiel werden Impfungen mit abgeschwächten Lebendviren, wie die Windpocken- oder Gelbfieberimpfung, für diese Patienten im Allgemeinen nicht empfohlen. Andererseits wird die Impfung gegen Grippe oder Pneumokokken oft empfohlen, um vor potenziell schweren Infektionen zu schützen. Der Pfleger muss in Zusammenarbeit mit dem medizinischen Team sicherstellen, dass die Patienten richtig informiert sind und die Impfempfehlungen befolgen, die für ihren Gesundheitszustand geeignet sind.

- **Vorbereitung auf spezifische diagnostische Untersuchungen**
  Röntgenaufnahmen, Ultraschall, Szintigraphien, MRT und Überwachung nach der Untersuchung.

Bildgebende Verfahren wie **Röntgen, Ultraschall, Szintigraphie** und **MRT** spielen eine wesentliche Rolle bei der Diagnose, Überwachung und Behandlung von rheumatischen Erkrankungen. Diese Instrumente ermöglichen eine detaillierte Darstellung der Knochen-, Gelenk- und Muskelstrukturen und ermöglichen die Erkennung von Anomalien, die bei einer klinischen Untersuchung allein nicht sichtbar wären. Jede dieser Untersuchungen hat ihre spezifischen Indikationen und ihr gemeinsamer Einsatz ermöglicht es den Ärzten, den Verlauf der Krankheit besser zu verstehen und die Behandlung entsprechend anzupassen. Die Rolle der Pflegekraft ist auf mehreren Ebenen wichtig: bei der Vorbereitung der Untersuchung, bei der Begleitung des Patienten und bei der **Überwachung nach der Untersuchung**, insbesondere bei invasiveren Verfahren.

Röntgenaufnahmen sind eines der häufigsten bildgebenden Verfahren in der Rheumatologie. Sie können die Knochenstrukturen sichtbar machen und Anzeichen von Gelenkverformungen, Brüchen, Osteoporose oder Degeneration, wie bei Arthrose, erkennen. Röntgenaufnahmen werden häufig verwendet, um den Verlauf von Krankheiten wie rheumatoider Arthritis zu beurteilen, bei denen Knochenerosionen oder eine Verringerung des Gelenkspalts festgestellt werden sollen. Der Pfleger spielt eine Schlüsselrolle bei der Vorbereitung des Patienten, indem er sicherstellt, dass dieser alle Metallgegenstände ablegt, die die Bildgebung stören könnten, wie Schmuck oder Uhren, und indem er ihm versichert, dass die Untersuchung schmerzlos und schnell ist.

Die **Ultraschalluntersuchung** wird in der Rheumatologie zur Darstellung von Weichteilen wie Sehnen, Muskeln und Bändern sowie der Synovialmembranen um die Gelenke herum verwendet. Diese Untersuchung ist besonders nützlich, um Entzündungen, Gelenkergüsse oder Sehnenverletzungen zu erkennen, insbesondere bei Erkrankungen wie Morbus Bechterew oder Gicht. Die Ultraschalluntersuchung ist nicht invasiv und birgt keine Risiken durch Strahlenbelastung, was sie zu einer bevorzugten Technik für die regelmäßige Nachsorge macht. Die Pflegekraft unterstützt den Patienten während der Untersuchung, indem sie ihn richtig auf dem Tisch positioniert und sicherstellt, dass der zu untersuchende Bereich frei ist. Er beruhigt den Patienten, wenn dieser Bedenken wegen der Untersuchung hat, und erklärt, dass die Ultraschalluntersuchung schnell und sicher ist.

Die **Szintigraphie** ist eine spezifischere Untersuchung, die häufig zur Erkennung von diffusen Knochenanomalien oder versteckten Entzündungen eingesetzt wird, die mit anderen Techniken nicht erkannt werden können. Bei der Szintigrafie wird ein radioaktives Material in den Körper injiziert, das sich in Bereichen mit hoher Knochenaktivität, wie z.B. Entzündungsstellen oder Knochenreparaturen, festsetzt. Die Szintigraphie ist besonders nützlich bei der Diagnose von systemischen

Entzündungskrankheiten wie Lupus oder rheumatoider Arthritis, da sie Bereiche mit aktiver Entzündung im gesamten Skelett aufdeckt. Der Pfleger spielt eine entscheidende Rolle bei der Vorbereitung des Patienten vor der Injektion des Radiopharmakons, indem er sicherstellt, dass der Patient über den Ablauf der Untersuchung und die Vorsichtsmaßnahmen nach der Injektion informiert ist. Nach der Szintigraphie muss der Patient manchmal viel Wasser trinken, um die Ausscheidung des radioaktiven Stoffes zu unterstützen, und der Pfleger kann anwesend sein, um den Patienten an diese Anweisungen zu erinnern und seinen Allgemeinzustand zu überwachen.

Die Magnetresonanztomographie (MRT) ist ein hochmodernes Bildgebungsverfahren, das eine detaillierte Darstellung von Weichteilgewebe, Knochen und Gelenkstrukturen ohne Röntgenstrahlen ermöglicht. Sie ist besonders wertvoll, um subtile Läsionen von Knorpeln, Sehnen, Muskeln oder Bandscheiben zu erkennen. In der Rheumatologie wird die MRT häufig zur Beurteilung komplexer Erkrankungen wie Morbus Bechterew oder Gelenkverletzungen bei rheumatoider Arthritis eingesetzt, wenn eine genauere Beurteilung des Gewebes erforderlich ist. Die Untersuchung kann jedoch bei einigen Patienten aufgrund des Lärms des Geräts und des Gefühls der Enge im Tunnel des MRT Angst auslösen. Der Pfleger spielt hier eine wichtige Rolle, um den Patienten zu beruhigen, ihm die Schritte der Untersuchung zu erklären und sicherzustellen, dass er sich vor Beginn des Verfahrens wohl fühlt. Er kann auch nach der Untersuchung anwesend sein, um zu überprüfen, ob sich der Patient wohl fühlt, da nach einer längeren Zeit in der Maschine ein leichtes Gefühl von Müdigkeit oder Unbehagen auftreten kann.

Nach der Durchführung von bildgebenden Untersuchungen ist die **Überwachung nach der Untersuchung** ein wesentlicher Schritt, insbesondere nach Verfahren, bei denen Kontrastmittel injiziert werden, wie bei der Szintigraphie oder bestimmten MRTs. Der Pfleger muss sicherstellen, dass der Patient nach der Verabreichung dieser Substanzen keine allergischen Reaktionen oder unerwünschten Nebenwirkungen zeigt. Dies schließt die Überwachung auf Anzeichen von Unwohlsein, Hautrötungen, Kurzatmigkeit oder Übelkeit ein. Wenn eine Reaktion vermutet wird, alarmiert der Pfleger sofort das medizinische Team, um eine schnelle Behandlung zu ermöglichen. Es kann auch notwendig sein, den Patienten daran zu erinnern, nach bestimmten Untersuchungen ausreichend Flüssigkeit zu sich zu nehmen, um die Ausscheidung von Kontrastmitteln oder injizierten Substanzen zu fördern.

Parallel dazu sorgt der Pfleger dafür, dass der Patient über die nächsten Schritte informiert wird. Dies kann spezifische Anweisungen in Bezug auf die erwarteten Ergebnisse der Untersuchung oder Ratschläge zur kurzfristigen medizinischen Betreuung umfassen. Wenn die Bildgebung beispielsweise eine aktive Entzündung oder große Läsionen zeigt, kann es sein, dass der Patient seine Behandlung ändern oder weitere Untersuchungen durchführen lassen muss.

Kapitel 7

Hilfe bei der funktionellen Rehabilitation

- **Zusammenarbeit mit Physiotherapeuten und Ergotherapeuten.**
  Ermutigung zur Mobilität, Nutzung von Rehabilitationsgeräten.

Die **Förderung der Mobilität** und der **Einsatz von Rehabilitationsgeräten** sind zwei grundlegende Elemente bei der Behandlung von Patienten mit rheumatischen Erkrankungen, da sie dazu beitragen, die Gelenk- und Muskelfunktion zu erhalten oder wiederherzustellen. Rheumatische Erkrankungen wie rheumatoide Arthritis, Arthrose oder Morbus Bechterew führen häufig zu einem Verlust der Mobilität aufgrund von Schmerzen, Entzündungen oder Verformungen der Gelenke. Wenn diese Unbeweglichkeit unbeachtet bleibt, kann sie zu einer zunehmenden Steifheit, einem Verlust an Muskelkraft und einer allmählichen Abnahme der Selbständigkeit des Patienten führen. Daher sind die Förderung der Mobilität und der Einsatz geeigneter Rehabilitationsgeräte für das Pflegepersonal eine Priorität, um die Unabhängigkeit der Patienten so weit wie möglich zu erhalten.

Die **Förderung der Mobilität** beginnt mit der schrittweisen Begleitung des Patienten zu Bewegungen, die seinen Fähigkeiten und seinem Gesundheitszustand entsprechen. Schmerzen und chronische Müdigkeit können Patienten davon abhalten, sich zu bewegen, aber es ist wichtig, ihnen zu erklären, dass selbst mäßige und regelmäßige Aktivitäten die Durchblutung verbessern, die Gelenksteifheit verringern und die Muskeln stärken können. Der Pfleger spielt dabei eine Schlüsselrolle, indem er einfache Übungen vorschlägt und den Patienten über die Vorteile dieser Bewegungen beruhigt. Beispielsweise kann er zu Aktivitäten wie dem regelmäßigen Aufstehen aus einem Sessel, dem Gehen einiger Schritte, ggf. mit technischer Hilfe, oder zu sanften Dehnübungen, die die Gelenkgrenzen des Patienten respektieren, ermutigen. Diese Maßnahmen mögen gering erscheinen, aber auf lange Sicht tragen sie dazu bei, die Flexibilität der Gelenke zu erhalten und einer Versteifung vorzubeugen.

Die Rolle des Helfers beschränkt sich nicht nur auf verbale Ermutigung, sondern beinhaltet auch eine **aktive Beteiligung**, um dem Patienten bei der korrekten Ausführung von Bewegungen zu helfen, wobei darauf zu achten ist, dass die Schmerzen nicht verschlimmert werden. Dies kann die physische Unterstützung beim Übergang vom Sitzen zum Stehen, die Anpassung der Körperhaltung des Patienten während des Gehens oder Streckens und die Anwendung sicherer Hebe- oder Transfertechniken bei Patienten mit erheblichem Mobilitätsverlust beinhalten. Der Pfleger achtet auch darauf, die Reaktionen des Patienten während dieser Aktivitäten zu beobachten und die Übungen entsprechend der Schmerztoleranz und der funktionellen Fähigkeiten anzupassen.

Der Einsatz von **Rehabilitationsgeräten** ist ein weiterer wichtiger Bestandteil, um den Patienten zu helfen, ihre Mobilität wiederzuerlangen oder zu erhalten. Diese Geräte sind so konzipiert, dass sie die Gelenke und Muskeln unterstützen und gleichzeitig die Bewegung erleichtern, so dass der Patient die Rehabilitation ohne Verletzungsrisiko durchführen kann. Zu den häufigsten Hilfsmitteln gehören Gehhilfen, Gehstöcke, Orthesen und Rollstühle, die den Patienten helfen, sich selbständig zu bewegen und gleichzeitig die Belastung der schmerzenden Gelenke zu verringern. Der Pfleger spielt eine entscheidende Rolle bei der Aufklärung des Patienten über den korrekten Gebrauch dieser Hilfsmittel. Er muss sicherstellen, dass die Geräte dem Körperbau und den Bedürfnissen des Patienten angepasst sind, dass sie auf die richtige Höhe eingestellt sind und dass der Patient sich bei der sicheren Benutzung wohl fühlt.

Es gibt auch Geräte **für die aktive Rehabilitation**, wie z.B. Trainingsfahrräder, Laufbänder oder Balancebretter, die unter der Aufsicht von medizinischem Fachpersonal eingesetzt werden, um die Muskeln zu stärken, das Gleichgewicht zu verbessern und die Koordination zu stimulieren. Diese Geräte ermöglichen es den Patienten, sich auf kontrollierte Weise zu bewegen, wobei eine persönliche Betreuung zur Vermeidung von Verletzungen gewährleistet wird. Der Pfleger kann in diese Rehabilitation einbezogen werden, indem er den Patienten ermutigt, die Geräte regelmäßig zu benutzen, und indem er mit den Physio- oder Ergotherapeuten zusammenarbeitet, die die Sitzungen betreuen. Er kann auch bei der Organisation der Sitzungen helfen und den Patienten motivieren, die Übungen konstant fortzusetzen, indem er die erzielten Fortschritte und die langfristigen Vorteile hervorhebt.

In Rehabilitationszentren oder sogar zu Hause werden häufig auch **Federungssysteme** und andere Geräte verwendet, um das Körpergewicht während der Übungen zu entlasten. Diese Geräte ermöglichen es selbst den schwächsten Patienten, funktionelle Bewegungen auszuführen, ohne das gesamte Körpergewicht zu tragen, wodurch der Druck auf die Gelenke verringert und die Mobilität erleichtert wird. Dies ermöglicht eine schrittweise Rehabilitation und bietet eine sichere Umgebung für die Wiederaufnahme der körperlichen Aktivität.

Die Bedeutung der **Konstanz** bei der Nutzung dieser Geräte und der Förderung der Mobilität darf nicht unterschätzt werden. Regelmäßigkeit ist der Schlüssel zum Erreichen greifbarer Ergebnisse in Bezug auf Flexibilität, Kraft und Selbständigkeit. Die Aufgabe des Pflegers ist es daher, die Motivation des Patienten aufrechtzuerhalten, indem er ihn in Momenten der Entmutigung unterstützt und die Übungen oder die Nutzung der Geräte an den sich ändernden Zustand des Patienten anpasst. Dies kann bedeuten, kleine Erfolge zu feiern, wie z.B. einen flüssigeren Gang, weniger Morgensteifigkeit oder sogar weniger Schmerzen nach einer Aktivitätsphase.

Auch die **frühzeitige Mobilisierung** ist ein entscheidender Faktor. Je früher der Patient ermutigt wird, sich im Rahmen seiner Krankheit oder nach einem chirurgischen Eingriff zu mobilisieren, desto geringer ist das Risiko, dass er mit Immobilität verbundene Komplikationen wie Dekubitus, Muskelverlust oder Gelenkversteifung entwickelt. Der Pfleger sorgt dafür, dass jede Gelegenheit zur Mobilisierung genutzt wird, indem er mit dem Rest des Pflegeteams zusammenarbeitet, um einen individuellen Rehabilitationsplan zu erstellen, der die Fähigkeiten und Ziele des Patienten berücksichtigt.

- **Techniken der passiven und aktiven Mobilisierung**
  Praktische Ansätze zur Unterstützung der funktionellen Erholung.

Praktische Ansätze zur Unterstützung der funktionellen Erholung sind bei der Behandlung von Patienten mit rheumatischen Erkrankungen oder nach chirurgischen Eingriffen von entscheidender Bedeutung, da sie darauf abzielen, die Mobilität, Kraft und Unabhängigkeit der Patienten bestmöglich wiederherzustellen. Die funktionelle Erholung beruht auf einer Kombination aus angepassten Übungen, Mobilisierungstechniken und einer progressiven Rehabilitation, die den allgemeinen Gesundheitszustand des Patienten und die Besonderheiten seiner Erkrankung berücksichtigen.

Der erste Schritt bei der **funktionellen Wiederherstellung** ist die genaue Bewertung der verbleibenden Fähigkeiten des Patienten. Dies ermöglicht die Erstellung eines individuellen Rehabilitationsplans mit realistischen, aber auch ehrgeizigen Zielen, die die aktuellen funktionellen Einschränkungen berücksichtigen und eine allmähliche Verbesserung anstreben. Der Pfleger spielt in Verbindung mit dem medizinischen Team und den Physiotherapeuten eine Schlüsselrolle bei der täglichen Beobachtung der Bewegungsabläufe des Patienten, seiner Reaktionen auf Schmerzen und seiner Toleranz gegenüber Belastungen. Diese Beobachtung ermöglicht eine ständige Anpassung der Rehabilitationsmaßnahmen an die erzielten Fortschritte oder die aufgetretenen Hindernisse.

Einer der am häufigsten verwendeten **praktischen Ansätze** ist die **passive Mobilisierung**. Bei dieser Technik werden die Gelenke und Muskeln des Patienten mobilisiert, ohne dass er sich anstrengen muss. Sie ist besonders nützlich bei Patienten mit steifen Gelenken, starken Schmerzen oder längerer Immobilität. Die passive Mobilisierung, die von einem Pfleger oder Physiotherapeuten durchgeführt wird, hilft, Muskelverspannungen vorzubeugen, den Bewegungsspielraum der Gelenke zu erhalten und die Blutzirkulation zu stimulieren. Bei einem Patienten mit rheumatoider Arthritis oder Arthrose können beispielsweise die Knie- oder Hüftgelenke sanft gebeugt und gestreckt werden, um zu verhindern, dass sie sich in einer festen Position verriegeln. Diese Technik ist zwar passiv, aber entscheidend, um die Flexibilität der Gelenke zu erhalten und den Patienten so bald wie möglich auf eine aktivere Mobilisierung vorzubereiten.

Die **aktive Mobilisierung**, die häufig nach einer Phase der passiven Mobilisierung erfolgt, ist ein entscheidender Schritt in der funktionellen Erholung. Hier nimmt der Patient aktiv an seinen eigenen Bewegungen teil, indem er unter Aufsicht Übungen ausführt. Diese Bewegungen sind anfangs oft einfach, wie z.B. ein Bein heben, einen Arm beugen oder den Kopf drehen. Nach und nach, wenn der Patient an Kraft und Selbstvertrauen gewinnt, werden die Übungen intensiviert. Der Helfer ermutigt und unterstützt den Patienten während dieser Übungen und achtet darauf, dass die Bewegungen korrekt ausgeführt werden, um eine Verschlimmerung der Schmerzen oder Verletzungen zu vermeiden. Die aktive Mobilisierung ist wichtig, um die durch die Immobilität geschwächten Muskeln zu stärken und die für die täglichen Verrichtungen notwendige Muskelausdauer wiederherzustellen.

Gleichgewichts- und Koordinationsübungen sind ebenfalls entscheidend für die funktionelle Erholung, insbesondere bei Patienten, die unter chronischen Schmerzen gelitten haben, die ihre Haltung und Stabilität beeinträchtigt haben. Einfache Übungen wie das Stehen auf einem Bein, das Gehen auf einer Linie oder das Benutzen eines Balancebretts helfen, die stabilisierenden Muskeln zu stärken und das Nervensystem zur Aufrechterhaltung einer korrekten Haltung umzuerziehen. Für Patienten mit Gleichgewichtsstörungen, wie z.B. Patienten mit

Morbus Bechterew oder bestimmten Formen von Arthrose, sind diese Übungen unerlässlich, um Stürze zu verhindern und einen sichereren Gang zu fördern. Der Pfleger kann bei diesen Übungen anwesend sein, um die Sicherheit des Patienten zu gewährleisten, indem er ihn bei Bedarf körperlich unterstützt und ihn ermutigt, seine Angst vor Stürzen zu überwinden.

Die **Verwendung von Hilfsmitteln** wie Gehhilfen, Stöcken oder Orthesen gehört ebenfalls zu den praktischen Ansätzen zur Unterstützung der funktionellen Erholung. Diese Hilfsmittel ermöglichen es den Patienten, ihre Mobilität wiederzuerlangen und gleichzeitig die Belastung für die beschädigten Gelenke zu reduzieren. Der Pfleger muss sicherstellen, dass diese Hilfsmittel dem Körperbau des Patienten und dem Grad seiner Mobilität angemessen angepasst sind. Darüber hinaus muss er sicherstellen, dass der Patient weiß, wie er diese Hilfsmittel selbständig und sicher benutzen kann, und dabei die Fortschritte im Laufe der Zeit überwachen. Beispielsweise kann ein Patient, der mit einer Gehhilfe beginnt, nach und nach auf einen Gehstock umsteigen, was auf eine Verbesserung der Stabilität und Muskelkraft hindeutet.

Die **Techniken zur Stärkung der Muskeln** sind ein weiterer wichtiger Aspekt der funktionellen Erholung. Nach einer Zeit der Immobilität werden die Muskeln schwächer und können sogar verkümmern. Daher ist es wichtig, dass die Muskeln nach und nach gestärkt werden, damit der Patient seine Selbständigkeit wiedererlangen kann. Dies geschieht durch gezielte Übungen, die bestimmte Muskelgruppen ansprechen und gleichzeitig eine Überlastung der betroffenen Gelenke vermeiden. Beispielsweise kann die Verwendung von elastischen Bändern oder kleinen Gewichten eine sanfte Stärkung der Arm- oder Beinmuskulatur bewirken. Der Pfleger kann den Patienten bei diesen Übungen begleiten, indem er ihn ermutigt, eine korrekte Körperhaltung einzunehmen und die Bewegungen fließend und ohne Kraftaufwand auszuführen.

Schließlich ist bei Patienten, deren Mobilität über einen längeren Zeitraum eingeschränkt war, manchmal eine **Rehabilitation** der **Atemwege und des Herz-Kreislauf-Systems** erforderlich. Leichte Übungen, wie Gehen in progressivem Tempo oder die Benutzung eines Heimtrainers, können helfen, die kardiovaskuläre Ausdauer zu verbessern und eine optimale Lungenkapazität wiederherzustellen. Die Pflegekraft überwacht die Belastungstoleranz, stellt sicher, dass der Patient keine Anzeichen von Erschöpfung oder Atemnot zeigt, und ermutigt ihn, langsam aber stetig zu intensiveren körperlichen Aktivitäten überzugehen.

- **Anpassung der Umgebung, um die Selbständigkeit der Patienten zu fördern.**
  Einrichtung der Zimmer, Beratung der Familien für das Zuhause.

Die **Einrichtung von Zimmern** und **die Beratung von Familien in Bezug auf das Zuhause** sind wesentliche Aspekte bei der Betreuung von Patienten mit chronischen Krankheiten oder Funktionseinschränkungen. Eine gut angepasste Umgebung kann die Sicherheit, den Komfort und die Autonomie des Patienten erheblich verbessern und gleichzeitig die Arbeit des Pflegepersonals und der Angehörigen, die den Patienten unterstützen, erleichtern. Ob im Krankenhaus oder zu Hause, es ist von entscheidender Bedeutung, eine Umgebung zu schaffen, die das Sturzrisiko minimiert, die Mobilität erleichtert und die Unabhängigkeit fördert.

In einer Krankenhausumgebung muss die **Einrichtung des Zimmers** so gestaltet werden, dass die Bewegung und die Pflege reibungsloser ablaufen. Es ist wichtig, dass der Raum frei genug ist, um Mobilitätshilfen wie einen Rollstuhl, eine Gehhilfe oder einen Gehstock benutzen zu können. Die Anordnung der Möbel wie Pflegebett, Nachttisch und Stühle sollte so optimiert werden, dass der Patient sie leicht erreichen kann, ohne zu weit gehen oder zu oft aufstehen zu müssen. Höhenverstellbare und neigbare Pflegebetten spielen eine Schlüsselrolle bei der Erleichterung der Pflege und der Verbesserung des Komforts für den Patienten. Diese Betten ermöglichen einen einfachen Positionswechsel, entlasten Druckstellen und beugen der Entstehung von Druckgeschwüren vor.

Neben dem Bett sollte auch die Zugänglichkeit von Geräten und persönlichen Gegenständen eine Priorität sein. Es wird empfohlen, die vom Patienten am häufigsten benutzten Gegenstände wie Fernbedienung, Telefon, Wasser, Medikamente und Notrufgeräte in Reichweite zu platzieren. Auch an der Wand oder an den Seiten des Bettes angebrachte Haltegriffe können dem Patienten helfen, leichter und sicherer aufzustehen. Diese einfachen Vorkehrungen verringern die Abhängigkeit und ermöglichen es dem Patienten, ein gewisses Maß an Unabhängigkeit zu bewahren.

Für Patienten, die einen Großteil des Tages im Bett verbringen, ist es wichtig, dass **technische Hilfsmittel** wie ergonomische Kissen, Fußstützen oder Kissen-Dekubitus-Anti zur Verfügung stehen, um Schmerzen aufgrund von Immobilität zu vermeiden und eine gute Körperhaltung zu erhalten. Die Pflegekräfte sorgen in Zusammenarbeit mit den Physiotherapeuten dafür, dass diese Hilfsmittel regelmäßig an die Bedürfnisse des Patienten angepasst werden.

Wenn der Patient nach Hause zurückkehrt, ist es ebenso wichtig, **den Wohnbereich** so **vorzubereiten**, dass der Alltag so reibungslos und sicher wie möglich verläuft. Die Familien müssen über die notwendigen Anpassungen informiert werden, um eine sichere und funktionale Umgebung zu gewährleisten. Der erste Aspekt, den es zu berücksichtigen gilt, ist die Sicherheit im Haus, insbesondere die **Vermeidung** von **Stürzen**, die eines der größten Risiken für Menschen mit eingeschränkter Mobilität darstellen. Dies erfordert die Beseitigung von Hindernissen auf dem Boden, wie rutschige Teppiche, schlecht verlegte elektrische Kabel oder falsch positionierte Möbel. Es ist ratsam, genügend

Platz zu lassen, damit sich der Patient mit einer Mobilitätshilfe wie einem Gehstock oder einer Gehhilfe frei bewegen kann.

Stützgriffe an strategischen Stellen, wie im Badezimmer, in der Nähe der Toilette oder entlang der Flure, sind ebenfalls empfehlenswert, um die Mobilität zu sichern. In Badezimmern können Duschstühle oder Hocker den Patienten helfen, sich sicher zu waschen, ohne auszurutschen. Rutschfeste Matten sind ein Muss, besonders in feuchten Bereichen. Für Patienten, die Schwierigkeiten beim Ein- und Ausstieg aus der Badewanne haben, kann es notwendig sein, größere Umbaumaßnahmen in Betracht zu ziehen, wie z.B. den Einbau einer begehbaren Dusche oder einer Badewanne mit Tür.

Das **Zimmer** des **Patienten** zu Hause muss mit der gleichen Sorgfalt eingerichtet werden wie in einer Krankenhausumgebung. Wenn möglich, sollte es im Erdgeschoss liegen, um Treppen zu vermeiden, die ein großes Hindernis für die Mobilität darstellen können. Ein häusliches Pflegebett kann ebenfalls in Betracht gezogen werden, um die Pflege zu erleichtern und dem Patienten mehr Komfort zu bieten. Darüber hinaus wird die Verwendung von **Notrufsystemen** wie Armbänder oder Anhänger empfohlen, damit der Patient im Bedarfsfall schnell einen Angehörigen oder einen Notdienst kontaktieren kann.

Es ist auch wichtig, den Familien **Ratschläge für den täglichen Umgang** mit der häuslichen Pflege **zu** geben. Angehörige, die den Patienten pflegen, sollten über gute Praktiken informiert werden, wie sie bei Transfers helfen können, z.B. beim Wechsel vom Sitzen zum Stehen oder beim Verlassen des Bettes, ohne Gefahr zu laufen, sich selbst oder den Patienten zu verletzen. Schulungen oder praktische Vorführungen können von medizinischem Fachpersonal organisiert werden, um sichere Hebe- oder Transfertechniken zu demonstrieren.

Neben der Pflege spielt der Pfleger auch eine wichtige Rolle bei der **Aufklärung der Familien**. Er leitet sie an, wie wichtig tägliche körperliche Aktivität ist, um Gelenkversteifung und

Muskelabbau zu verhindern. Einfache Übungen, die dem Zustand des Patienten angepasst sind, wie leichte Dehnungen oder kurze, regelmäßige Spaziergänge im Haus, werden empfohlen. Der Pfleger kann auch über die richtige Verwendung von Hilfsmitteln wie Gehhilfen oder Rollstühlen beraten, damit der Patient sich weiter bewegen kann und dabei sicher bleibt.

Schließlich muss auch das **psychologische Umfeld** des Patienten berücksichtigt werden. Die Rückkehr nach Hause kann für den Patienten eine Quelle von Stress oder Angst sein, weil er Angst vor einem Sturz oder dem Verlust seiner Autonomie hat. Die Familien müssen darauf hingewiesen werden, wie wichtig es ist, eine ermutigende und positive Einstellung zu bewahren und dabei den Rhythmus des Patienten zu respektieren. Eine ruhige, beruhigende und fürsorgliche Umgebung fördert nicht nur die körperliche Erholung, sondern auch das geistige Wohlbefinden des Patienten.

Kapitel 8

Notfälle in der Rheumatologie

- **Häufige Notfallsituationen in dieser Abteilung**
  Akute Gichtanfälle, Exazerbationen von Polyarthritis, schwere Infektionen.

Akute Gichtanfälle, Exazerbationen der rheumatoiden Arthritis und **schwere Infektionen** sind häufige Komplikationen bei der Behandlung von Patienten mit rheumatischen Erkrankungen. Diese oft plötzlichen und schmerzhaften Episoden erfordern eine schnelle und angemessene Reaktion, da sie die Lebensqualität der Patienten erheblich beeinträchtigen, ihren allgemeinen Gesundheitszustand verschlechtern und zu langfristigen Komplikationen führen können, wenn keine angemessene Behandlung erfolgt.

Ein **akuter Gichtanfall** tritt in der Regel plötzlich auf und verursacht starke Schmerzen, die meist in den Gelenken der unteren Gliedmaßen, insbesondere der großen Zehe, lokalisiert sind. Dieser Schmerz wird durch die Bildung von Harnsäurekristallen verursacht, die sich in dem Gelenk ansammeln und eine schwere Entzündung verursachen. Das Gelenk wird schnell rot, heiß, geschwollen und extrem empfindlich, so dass selbst der Kontakt mit einem Bettlaken für den Patienten unerträglich sein kann. Gichtanfälle werden oft durch eine purinreiche Ernährung (rotes Fleisch, Meeresfrüchte, Alkohol), Dehydrierung oder bestimmte Medikamente ausgelöst.

Die Behandlung des **akuten Gichtanfalls** beruht hauptsächlich auf der Behandlung von Schmerzen und Entzündungen. Nichtsteroidale entzündungshemmende Medikamente (NSAIDs) werden häufig in erster Linie zur Schmerzlinderung eingesetzt, manchmal zusammen mit Kortikosteroiden, um die Entzündung schneller zu reduzieren. Die Patienten sollten ermutigt werden, sich auszuruhen und das betroffene Gelenk während des Anfalls ruhig zu stellen. Der Pfleger kann eine wichtige Rolle spielen, indem er darauf achtet, dass der Patient seine Medikamente in regelmäßigen Abständen einnimmt und indem er kalte Umschläge anlegt, um die Entzündung zu reduzieren. Außerhalb der Anfälle kann die Aufklärung über Ernährung, Flüssigkeitszufuhr und

Gewichtsmanagement weiteren Anfällen vorbeugen und so dazu beitragen, Rückfälle zu begrenzen.

Die **Exazerbationen der rheumatoiden Arthritis** stellen eine weitere große Herausforderung bei der Behandlung von Rheumapatienten dar. Rheumatoide Arthritis ist eine chronisch entzündliche Autoimmunerkrankung, bei der das Immunsystem fälschlicherweise das Gewebe der Gelenke angreift, was zu einer anhaltenden Entzündung führt. Während einer Exazerbation werden die Gelenkschmerzen stärker, die Gelenke schwellen weiter an und der Patient kann eine anhaltende Steifheit, besonders am Morgen, erfahren. Diese Ausbrüche können unvorhersehbar sein und zu einer starken Invalidität führen, so dass die täglichen Aktivitäten extrem schwierig werden.

Die Behandlung von **Polyarthritis-Schüben** erfordert oft eine Anpassung der Behandlung. Bei Patienten, die eine Basistherapie (Immunsuppressiva, Biotherapeutika) erhalten, kann eine vorübergehende Erhöhung der Dosis oder die Zugabe von Kortikosteroiden erforderlich sein, um die Entzündung unter Kontrolle zu halten. Während eines Anfalls ist es wichtig, die betroffenen Gelenke zu schonen, aber dies sollte nicht übermäßig lange geschehen, da dies zu Gelenksteifigkeit und Muskelverlust führen kann. Die Pflegekräfte sollten so bald wie möglich eine sanfte Mobilisierung und den Einsatz von Hilfsmitteln fördern, um eine Überlastung der betroffenen Gelenke zu vermeiden. Darüber hinaus ist die regelmäßige Überwachung der Entzündungsparameter und der Symptome für eine rechtzeitige Anpassung der Behandlung von entscheidender Bedeutung.

Die emotionale Unterstützung während dieser Exazerbationen ist ebenfalls von entscheidender Bedeutung. Die Patienten können angesichts der Ungewissheit über die Krankheit und der plötzlichen Schmerzepisoden frustriert oder sogar deprimiert sein. Der Pfleger spielt eine Schlüsselrolle bei der psychologischen Unterstützung, der Erläuterung der Behandlungsmöglichkeiten und der Betonung, dass diese Schübe zwar belastend sind, aber mit der richtigen Behandlung unter Kontrolle gebracht werden können.

Schwere Infektionen sind eine weitere wichtige Komplikation bei Rheumapatienten, insbesondere bei denen, die immunsuppressive Medikamente zur Kontrolle ihrer Krankheit einnehmen. Diese Medikamente sind zwar wirksam bei der Reduzierung der Gelenkentzündung, schwächen aber auch die Immunabwehr des Patienten, wodurch er anfälliger für Infektionen wird. Diese Infektionen können in Form von Lungenentzündungen, Harnwegsinfektionen oder Hautinfektionen auftreten und können sich aufgrund der geschwächten Immunantwort schnell zu schweren Infektionen entwickeln.

Wenn eine **schwere Infektion** bei einem immunsupprimierten Patienten auftritt, muss sie sofort behandelt werden. Zu den Symptomen, auf die Sie achten sollten, gehören Fieber, Schüttelfrost, starke Müdigkeit, anhaltender Husten oder lokale Schmerzen (wie bei Harnwegsinfektionen). Der Pfleger, der oft an vorderster Front steht, um diese Anzeichen zu erkennen, muss schnell reagieren, das medizinische Team informieren und sicherstellen, dass der Patient die richtige Pflege erhält, einschließlich Antibiotika oder antiviraler Medikamente, falls erforderlich. Die Behandlung von Infektionen bei diesen Patienten ist komplex, da es notwendig sein kann, die immunsuppressive Behandlung zeitweise auszusetzen, damit das Immunsystem die Infektion bekämpfen kann. Dies kann jedoch auch das Risiko von Entzündungsschüben erhöhen, so dass eine schwierige Balance zwischen der Behandlung der Infektion und der Kontrolle der zugrunde liegenden Krankheit erforderlich ist.

Neben der medizinischen Behandlung ist die **Vermeidung von Infektionen** bei immunsupprimierten Patienten **von** entscheidender Bedeutung. Dazu gehören strenge Hygienemaßnahmen, die Aufklärung der Patienten über die Bedeutung von Impfungen (insbesondere gegen Grippe und Pneumokokken) und die Sensibilisierung für die Vermeidung von Umgebungen mit hohem Risiko in Zeiten von Virenepidemien.

- **Verhalten bei einem medizinischen Notfall**
Schnelle Reaktionen, Notrufe, erste Maßnahmen.

Die Fähigkeit, **schnell** zu **reagieren**, den richtigen **Notruf** abzusetzen und Erste-Hilfe-Maßnahmen zu ergreifen, ist für die Bewältigung kritischer Situationen im Pflegebereich oder zu Hause von entscheidender Bedeutung. Diese Fähigkeiten ermöglichen es, effektiv auf eine plötzliche Verschlechterung des Gesundheitszustandes eines Patienten zu reagieren, sei es aufgrund einer medizinischen Komplikation, eines Unfalls oder eines lebensbedrohlichen Notfalls. Der Krankenpflegehelfer, der in solchen Situationen oft an vorderster Front steht, muss in der Lage sein, ruhig und reaktionsfähig zu bleiben und gleichzeitig geeignete Maßnahmen zu ergreifen, um den Patienten zu stabilisieren, bis der Rettungsdienst oder ein Arzt eintrifft.

Wenn eine Notfallsituation eintritt, ist der erste Schritt, **schnell** zu **reagieren**, um den Ernst der Lage einzuschätzen. Dies erfordert eine ständige Wachsamkeit, um Anzeichen einer Verschlechterung zu erkennen, wie z.B. Bewusstseinsstörungen, Atembeschwerden, Brustschmerzen oder Anzeichen eines Schocks, wie z.B. extreme Blässe, kalter Schweiß oder ein schwacher und schneller Puls. Die aufmerksame Beobachtung von Veränderungen im Zustand des Patienten, zusammen mit der Kenntnis der Krankengeschichte, ermöglicht es dem Helfer, eine kritische Situation schnell zu erkennen.

In solchen Momenten ist der **Umgang mit Panik von** entscheidender Bedeutung. Der Pfleger muss die Ruhe bewahren, um schnell die richtigen Entscheidungen treffen zu können. Sobald der Notfall erkannt ist, besteht die erste Maßnahme oft darin, das medizinische Team zu alarmieren oder den Notdienst zu kontaktieren. Dieser **Notruf** muss so früh wie möglich erfolgen, da in Situationen wie Herzstillstand, Atemnot oder Blutungen jede Minute zählt. Der Helfer muss bei diesem Notruf genaue und knappe Angaben machen, indem er die Identität des Patienten, die Art des Notfalls, die beobachteten Symptome und den Zeitpunkt des Auftretens der Anzeichen angibt. Diese Details ermöglichen es dem Rettungsdienst, eine angemessene und schnelle Intervention vorzubereiten.

Bis zum Eintreffen des Rettungsdienstes ist die Durchführung von **Erste-Hilfe-Maßnahmen** entscheidend für die Stabilisierung des Patienten und in einigen Fällen sogar lebensrettend. Eine der kritischsten Situationen ist der **Herz-Lungen-Stillstand**, bei dem eine schnelle Reaktion entscheidend ist. Wenn der Patient das Bewusstsein verliert und nicht mehr atmet, muss der Helfer sofort mit der Herz-Lungen-Wiederbelebung (CPR) beginnen. Dies beinhaltet tiefe und regelmäßige Thoraxkompressionen, um einen minimalen Blutfluss zu den lebenswichtigen Organen aufrechtzuerhalten. Wenn ein automatisierter externer Defibrillator (AED) verfügbar ist, sollte er so schnell wie möglich eingesetzt werden, um zu versuchen, einen normalen Herzrhythmus wiederherzustellen.

In anderen Fällen, wie z.B. bei **Atemnot**, bei der der Patient Schwierigkeiten beim Atmen hat oder Anzeichen von Erstickung zeigt, besteht die erste Maßnahme darin, die Atemwege zu überprüfen. Wenn eine Obstruktion der Atemwege vermutet wird (z.B. bei Erstickung), kann der Pfleger Heimlich-Manöver durchführen, um die Obstruktion zu beseitigen. Wenn sich der Atemzustand dennoch verschlechtert, ist es wichtig, den Patienten in eine sitzende oder halb sitzende Position zu bringen, um die Atmung zu erleichtern, während der Zustand des Patienten bis zum Eintreffen des Rettungsdienstes überwacht wird.

Bei einer schweren **Blutung**, wie z.B. einer starken Blutung nach einer Verletzung oder einem chirurgischen Eingriff, ist die Kontrolle der Blutung die oberste Priorität. Der Helfer sollte mit einem sterilen Verband oder einem sauberen Tuch direkten Druck auf die Wunde ausüben und diesen Druck bis zum Eintreffen des Rettungsdienstes aufrechterhalten. Wenn die Blutung an einer Gliedmaße auftritt, kann das Anheben der Gliedmaße über die Herzhöhe ebenfalls dazu beitragen, den Blutfluss zu reduzieren. Diese einfachen, aber sofortigen Maßnahmen können den Unterschied zwischen Leben und Tod ausmachen.

Ein weiterer häufiger Notfall ist eine **schwere allergische Reaktion** oder ein anaphylaktischer Schock, der nach der Verabreichung eines Medikaments, eines Nahrungsmittels oder eines Insektenstichs auftreten kann. Zu den Symptomen gehören Schwellungen im Gesicht oder Hals, Atembeschwerden, Hautausschläge und manchmal Bewusstlosigkeit. Bei dieser Art von Reaktion muss der Pfleger schnell handeln und eine Dosis Adrenalin mit einem Autoinjektor verabreichen, wenn der Patient einen solchen besitzt. Anschließend muss sofort der Notdienst verständigt werden, da eine weitere medizinische Überwachung und Behandlung erforderlich ist, um den Patienten zu stabilisieren.

In weniger dringenden, aber dennoch kritischen Fällen wie einem **Sturz**, der zu einer schweren Verletzung oder einem Knochenbruch führt, besteht die erste Maßnahme darin, den Patienten nicht zu bewegen, um die Verletzungen nicht zu verschlimmern. Es ist wichtig, den Bereich zu sichern und die Schmerzen und mögliche Anzeichen einer schweren Verletzung wie deformierte Gliedmaßen oder Bewegungsunfähigkeit zu beurteilen. Es ist wichtig, den Notarzt zu rufen, um eine spezialisierte Behandlung zu gewährleisten.

Neben der Durchführung von Erste-Hilfe-Maßnahmen muss der Krankenpflegehelfer auch dafür sorgen, dass der **Patient** und seine Angehörigen **beruhigt** werden, während er gleichzeitig in ständigem Dialog mit den Rettungskräften steht, wenn diese am Ort des Geschehens eintreffen. Diese Fähigkeit, den Notfall zu bewältigen, dabei ruhig zu bleiben und klare Informationen zu geben, ist für eine reibungslose und effiziente Versorgung von entscheidender Bedeutung.

- **Zusammenarbeit mit anderen Angehörigen der Gesundheitsberufe in kritischen Situationen**
  Koordination mit Ärzten, Krankenpflegern und anderen spezialisierten Teams.

Die **Koordination zwischen Ärzten, Krankenpflegern, Pflegekräften und anderen spezialisierten Teams** ist für die Gewährleistung einer umfassenden, effizienten und qualitativ hochwertigen Patientenversorgung von entscheidender Bedeutung, insbesondere in komplexen medizinischen Abteilungen wie der Rheumatologie. Jedes medizinische Fachpersonal bringt spezifische Fähigkeiten mit, und nur durch die Zusammenarbeit in einer kollaborativen Dynamik können die allgemeinen Bedürfnisse des Patienten erfüllt werden, während gleichzeitig eine individuelle und auf seinen Gesundheitszustand zugeschnittene Betreuung gewährleistet wird.

Der **Pfleger** steht häufig im Mittelpunkt dieser Koordination, da er in direktem und ständigem Kontakt mit dem Patienten steht. Er fungiert als **Bindeglied zwischen den verschiedenen Teams** und ist eine wertvolle Informationsquelle für Ärzte und Pflegepersonal. Durch seine Nähe zum Patienten ist der Pfleger in der Lage, wichtige Details zu beobachten, die während des Arztbesuchs manchmal übersehen werden, wie z.B. subtile Veränderungen im Allgemeinzustand des Patienten, das Auftreten von Schmerzen, Müdigkeit oder beunruhigenden Symptomen. Die Rolle des Beobachters ermöglicht es, andere Mitglieder des medizinischen Teams schnell zu alarmieren und so eine schnelle und angemessene Behandlung zu ermöglichen.

Die **Koordination mit den Ärzten** ist entscheidend, um eine gute Verwaltung der Behandlungen und Behandlungsprotokolle zu gewährleisten. Die Ärzte, die für die Diagnose und die Verschreibung der Behandlungen zuständig sind, stützen sich oft auf die Beobachtungen und das Feedback des Pflegers, um die Pflege anzupassen. Wenn ein Patient beispielsweise Anzeichen einer Reaktion auf eine Behandlung zeigt (wie übermäßige Müdigkeit oder neue Symptome), kann der Pfleger dies dem Arzt mitteilen, der daraufhin die Dosis anpasst oder die Behandlung ändert. Diese reibungslose Kommunikation stellt sicher, dass medizinische Entscheidungen auf aktuellen und genauen Informationen beruhen und der Patient die Behandlung erhält, die für seine Situation am besten geeignet ist.

Auch die **Zusammenarbeit mit den Krankenpflegern** ist von wesentlicher Bedeutung, insbesondere bei der täglichen Verwaltung der Pflege. Die Krankenpfleger, die für die technische Pflege wie Infusionen, Injektionen oder Wundversorgung zuständig sind, arbeiten eng mit den Pflegehelfern zusammen, um sicherzustellen, dass diese Maßnahmen unter optimalen Bedingungen durchgeführt werden. Der Krankenpflegehelfer kann den Krankenpfleger bei bestimmten Verfahren unterstützen, indem er den Patienten vorbereitet, für seinen Komfort sorgt und seinen Zustand während und nach den Eingriffen überwacht. Er ist auch dafür verantwortlich, mögliche Reaktionen des Patienten auf die Pflege zu melden, wie Schmerzen, Reizungen oder Anzeichen einer Infektion, so dass die Pflegekraft die Pflege entsprechend anpassen kann.

Die **Koordination mit spezialisierten Teams** wie Physiotherapeuten, Ergotherapeuten oder Ernährungsberatern ist ebenfalls ein wichtiger Aspekt der Gesamtbehandlung des Patienten. In der Rheumatologie beispielsweise ist die funktionelle Rehabilitation ein Schlüsselaspekt der Behandlung, um die Mobilität der Patienten zu erhalten und Gelenkdeformationen zu verhindern. Der Pflegehelfer arbeitet mit dem Physiotherapeuten zusammen, indem er die tägliche Mobilisierung der Patienten sicherstellt und darauf achtet, dass die empfohlenen Übungen regelmäßig durchgeführt werden. Diese Kontinuität der Pflege zwischen den Rehabilitationssitzungen ermöglicht es, den Nutzen der spezialisierten Interventionen zu maximieren.

Ebenso ist die **Zusammenarbeit mit Ergotherapeuten von** wesentlicher Bedeutung, um die Umgebung des Patienten an seine funktionellen Einschränkungen anzupassen. Der Pfleger stellt in Zusammenarbeit mit dem Ergotherapeuten sicher, dass der Patient technische Hilfsmittel wie Gehstöcke, Gehhilfen oder Orthesen richtig benutzt, und er passt die Einrichtung des Zimmers oder der Wohnung an, um eine größere Selbständigkeit zu ermöglichen. So kann er beispielsweise für die Anbringung von Haltegriffen, die Platzierung wichtiger Gegenstände in Reichweite oder die Gewährleistung von Sicherheitsvorrichtungen verantwortlich sein, um so zur Sicherheit und zum Komfort des Patienten beizutragen.

Die **Koordination mit den Ernährungsberatern** kann auch eine Rolle bei der Verbesserung des allgemeinen Gesundheitszustands des Patienten spielen, insbesondere wenn dieser an Komorbiditäten wie Diabetes oder Adipositas leidet, die rheumatische Erkrankungen verschlimmern können. Der Pfleger kann sicherstellen, dass die Ernährungsempfehlungen eingehalten werden, indem er die Ernährung des Patienten überwacht und mögliche Probleme wie Appetitlosigkeit, Schwierigkeiten beim Essen oder ungeeignete Essgewohnheiten meldet.

Schließlich ist die **Kommunikation zwischen allen Teams** von entscheidender Bedeutung, um Komplikationen zu antizipieren und zu verhindern. Koordinationssitzungen, schriftliche Übermittlungen und regelmäßiger Austausch ermöglichen es jedem Gesundheitsfachmann, sich ein klares Bild von der Entwicklung des Patienten zu machen und seine Maßnahmen entsprechend anzupassen. Beispielsweise teilt der Pfleger bei den Übermittlungen zwischen den Pflegeteams seine Beobachtungen über den Gesundheitszustand des Patienten mit und hebt dabei Elemente hervor, die möglicherweise besonderer Aufmerksamkeit bedürfen, wie Verhaltensänderungen, unkontrollierte Schmerzen oder Anzeichen einer Verschlechterung. Diese Informationen sind wertvoll, um eine kontinuierliche Pflege zu ermöglichen und Unterbrechungen der Pflege zu vermeiden.

Kapitel 9

Therapeutische Erziehung und Prävention in der Rheumatologie

- **Die Rolle des Pflegers in der therapeutischen Ausbildung**
  Wie Sie den Patienten Behandlungen, Übungen und Pflegemaßnahmen erklären, um die Therapietreue zu fördern.

Die **Erklärung der Behandlungen, Übungen und Pflegemaßnahmen** gegenüber den Patienten ist ein wichtiger Schritt zur Förderung der **Therapietreue**. Ein gutes Verständnis der Ziele der Pflege und der Gründe für die Behandlung ermöglicht es dem Patienten, sich besser auf seine eigene Pflege einzulassen, die medizinischen Empfehlungen konsequenter zu befolgen und mehr Vertrauen in das Pflegeteam zu haben. Der Pfleger, der dem Patienten täglich nahe steht, spielt bei dieser Kommunikation eine wesentliche Rolle, indem er klare, angemessene und beruhigende Erklärungen abgibt.

Wenn es darum geht, eine **Behandlung** zu erklären, ist es wichtig, einen einfühlsamen und pädagogischen Ansatz zu wählen. Viele Patienten, insbesondere solche mit chronischen Krankheiten wie rheumatoide Arthritis oder Osteoarthritis, können sich von der Komplexität ihrer Behandlung überfordert fühlen, insbesondere wenn sie mehrere Medikamente zu unterschiedlichen Zeiten einnehmen müssen. Der Pfleger sollte damit beginnen, die Behandlung auf einfache und verständliche Weise vorzustellen und zu erklären, wofür die einzelnen Medikamente verwendet werden. Zum Beispiel ist es verständlicher zu sagen, dass "dieses entzündungshemmende Medikament hilft, die Entzündung in Ihren Gelenken zu reduzieren und Schmerzen zu lindern", als eine technische Erklärung der biochemischen Mechanismen abzugeben. Es ist auch wichtig, den Patienten daran zu erinnern, warum es so wichtig ist, die Behandlung regelmäßig durchzuführen, auch wenn er keine sofortige Besserung verspürt, und zu erklären, dass einige Medikamente erst nach einiger Zeit wirken oder vorbeugend sind.

Neben der Aufklärung über die Bedeutung der Behandlung ist es auch entscheidend, über **mögliche Nebenwirkungen** zu sprechen. Es kann vorkommen, dass der Patient die Behandlung aufgrund von Nebenwirkungen abbricht, die er nicht verstanden oder nicht vorhergesehen hat. Der Pfleger muss diesen Situationen vorbeugen, indem er ruhig erklärt, dass Nebenwirkungen auftreten können, dass diese aber häufig vorübergehend oder überschaubar sind und dass die Behandlung nicht ohne Rücksprache mit dem Arzt abgebrochen werden sollte. Die Beruhigung des Patienten, dass es Lösungen gibt, um diese Nebenwirkungen zu minimieren, reduziert die Angst vor der Einnahme von Medikamenten und erhöht die Adhärenz.

Rehabilitationsübungen spielen auch bei der Behandlung chronischer rheumatischer Erkrankungen eine wichtige Rolle und ihre Bedeutung muss deutlich gemacht werden, um den Patienten zu motivieren, sie regelmäßig durchzuführen. Für einen Patienten, der unter Gelenkschmerzen leidet, kann die Durchführung von Übungen kontraintuitiv erscheinen. Der Helfer sollte daher auf einfache, aber überzeugende Weise erklären, dass diese Übungen wichtig sind, um die Flexibilität der Gelenke zu erhalten, Steifheit zu verhindern und die Muskeln, die die Gelenke stützen, zu stärken. Zum Beispiel könnte er sagen: "Diese Übungen werden Ihnen helfen, Ihre Gelenke beweglich zu halten und langfristig Schmerzen zu reduzieren. Je mehr Sie sich bewegen, desto geringer ist die Wahrscheinlichkeit, dass Ihre Gelenke steif werden". Es ist auch wichtig zu zeigen, wie die Übungen richtig ausgeführt werden müssen, um Verletzungen zu vermeiden, während Sie gleichzeitig den Gedanken betonen, dass sie regelmäßig ausgeführt werden müssen, um wirksam zu sein.

Die Begleitung bei den **Übungen** ist eine hervorragende Gelegenheit, den Patienten zu ermutigen und sein Selbstvertrauen zu stärken. Der Helfer kann die Übungen an die Fähigkeiten des Patienten anpassen und ihn ermutigen, in seinem eigenen Tempo Fortschritte zu machen, während er ihm zeigt, dass jede kleine Anstrengung zählt. Geduld und Ermutigung sind wichtige Elemente, um sicherzustellen, dass der Patient das Gefühl hat, die Rehabilitation selbst in die Hand nehmen zu können, auch wenn dies einige Zeit in Anspruch nimmt.

Bei der **täglichen Pflege**, wie z.B. Wundmanagement, persönliche Hygiene oder der Gebrauch von Hilfsmitteln, ist es wichtig, dass sie klar und praktisch erklärt wird. Der Patient muss verstehen, warum diese Pflege für sein Wohlbefinden wichtig ist und wie er sich, soweit möglich, daran beteiligen kann, um seine Unabhängigkeit zu erhalten. Bei der Anwendung von Wundpflege kann der Pfleger beispielsweise in einfachen Worten erklären: "Wir reinigen die Wunde auf diese Weise, um Infektionen zu vermeiden und eine gute Wundheilung zu fördern". Wenn der Patient in der Lage ist, bestimmte Handgriffe selbst auszuführen, ist es hilfreich, ihm zu zeigen, wie es geht, ihn zu beaufsichtigen und ihn zu ermutigen, sich aktiv an seiner eigenen Pflege zu beteiligen. Dies gibt dem Patienten das Gefühl, dass er die Kontrolle über seine Situation behält, was wiederum ein größeres Engagement fördert.

Ein weiterer entscheidender Aspekt bei der Förderung der Therapietreue ist die **Personalisierung der Erklärungen**. Jeder Patient ist einzigartig, mit einem unterschiedlichen Grad an Verständnis und Besorgnis. Manche Patienten sind sehr wissbegierig und wünschen eine detaillierte Erklärung ihrer Krankheit und Behandlung, während andere eher zurückhaltend oder ängstlich sind, weil sie zu viel wissen wollen. Der Pfleger muss seine Sprache an den jeweiligen Patienten anpassen, indem er dessen Verständnisniveau, emotionalen Zustand und Kommunikationsvorlieben berücksichtigt. Manchmal kann die Verwendung von Analogien oder konkreten Beispielen dabei helfen, medizinische Konzepte zugänglicher zu machen.

Schließlich ist es wichtig, **den Patienten** in die Entscheidungen, die ihn betreffen, **einzubeziehen**, um die Adhärenz langfristig zu erhalten. Der Pfleger kann den Patienten ermutigen, Fragen zu seiner Behandlung zu stellen und seine Bedenken zu äußern. Dies zeigt, dass der Patient eine aktive Rolle in seiner eigenen Behandlung spielt, was seine Motivation, die Empfehlungen zu befolgen, erhöht. Der Pfleger kann auch als Vermittler zwischen dem Patienten und dem medizinischen Team fungieren, indem er die Fragen oder Sorgen des Patienten weiterleitet, damit diese bei der Anpassung der Behandlung berücksichtigt werden.

- **Vorbeugung von Gelenkdeformationen und Komplikationen bei rheumatischen Erkrankungen.** Erklären Sie Übungen zur Erhaltung der Mobilität und das Tragen von Orthesen.

Die Aufklärung der Patienten **über Übungen zur Erhaltung der Mobilität** und die Verwendung von **Orthesen** ist von entscheidender Bedeutung für das Verständnis und die Akzeptanz dieser Praktiken, die bei der Behandlung von rheumatischen Erkrankungen und Muskel-Skelett-Erkrankungen oft unerlässlich sind. Übungen zur Erhaltung der Mobilität sollen ebenso wie das Tragen von Orthesen der Gelenkversteifung vorbeugen, die Muskeln stärken und die Selbständigkeit des Patienten erhalten oder verbessern. Damit der Patient die Übungen jedoch regelmäßig durchführt, ist es wichtig, dass ihr Nutzen, ihre Funktionsweise und ihre langfristigen Auswirkungen auf die Lebensqualität gut erklärt werden.

Übungen zur **Erhaltung der Mobilität** sind spezielle Bewegungen, die die Flexibilität der Gelenke erhalten, den Bewegungsumfang verbessern und Steifheit verhindern sollen, die sich bei längerer Unbeweglichkeit schnell einstellen kann. Diese Übungen sind besonders wichtig für Patienten mit chronischen Erkrankungen wie Arthrose oder rheumatoider Arthritis, die zu Gelenkschmerzen und eingeschränkter Mobilität führen. Der Helfer sollte dem Patienten erklären, dass diese Übungen auf seine körperlichen Fähigkeiten zugeschnitten sind und dass sie, auch wenn sie leicht oder einfach erscheinen mögen, einen großen Einfluss auf seine Fähigkeit haben, sich im Alltag zu bewegen.

Es ist hilfreich zu erklären, dass diese Übungen zur **Schmierung der Gelenke** beitragen, indem sie die Produktion von Synovialflüssigkeit fördern, die die Reibung zwischen den Gelenkoberflächen reduziert. Dies reduziert entzündungsbedingte

Schmerzen und beugt einer vorzeitigen Abnutzung der Gelenke vor. Bei Patienten mit steifen Knien kann der Helfer beispielsweise einfache Bewegungen wie das Strecken und Beugen der Beine im Sitzen vorschlagen und erklären, dass diese Bewegungen dazu beitragen, die Knie geschmeidig zu halten. Wenn der Patient Schmerzen verspürt, ist es wichtig, ihm zu erklären, dass er die Übungen in seinem eigenen Tempo machen sollte, ohne sich zu überanstrengen, und dass Regelmäßigkeit wichtiger ist als Intensität.

Ein weiterer wichtiger Punkt, den es zu erklären gilt, ist, dass **sanftes Muskeltraining** um die Gelenke herum diese stabilisiert und schützt. Selbst einfache Muskelaufbauübungen helfen, geschwächte Gelenke zu unterstützen und die Muskelausdauer zu verbessern. Beispielsweise können isometrische Übungen (bei denen der Muskel ohne Bewegung des Gelenks angespannt wird) für Patienten mit starken Gelenkschmerzen empfohlen werden. Der Pfleger kann diese Übungen vorführen und erklären, dass der Patient durch die Stärkung der Muskeln um die Gelenke herum diese besser schützen und seine Schmerzen besser bewältigen kann.

Um dem Patienten zu helfen, die Bedeutung dieser Übungen **zu** verstehen, sollte der Helfer sie **demonstrieren** und mit ihm üben. Er kann ihm zeigen, wie die Bewegungen korrekt ausgeführt werden und sicherstellen, dass er sie ohne übermäßige Schmerzen ausführt. Indem er erklärt, dass diese Übungen in die tägliche Routine integriert werden müssen, hilft der Pfleger außerdem dabei, eine Gewohnheit zu schaffen, indem er betont, dass einige Minuten Bewegung pro Tag langfristig einen erheblichen Einfluss auf die Mobilität und die Lebensqualität haben können.

In Bezug auf das **Tragen von Orthesen** ist es wichtig zu betonen, dass diese Hilfsmittel so konzipiert sind, dass sie **die** betroffenen **Gelenke stabilisieren und schützen** und gleichzeitig die Aufrechterhaltung einer gewissen Aktivität ermöglichen. Orthesen, egal ob sie für Handgelenke, Knie oder Knöchel getragen werden, helfen, die Gelenke zu entlasten, indem sie die mechanische Belastung besser verteilen und Bewegungen einschränken, die den Schmerz verschlimmern oder Deformationen verursachen könnten.

Der Pfleger sollte dem Patienten erklären, dass das Tragen einer Orthese nicht mit einem Verlust der Selbständigkeit einhergeht, sondern dass es sich vielmehr um ein Hilfsmittel handelt, das es ermöglicht, sich weiter zu bewegen, während es das Gelenk schützt. Beispielsweise kann eine Handgelenkorthese für einen Patienten mit Sehnenscheidenentzündung oder Polyarthritis die Schmerzen bei sich wiederholenden Bewegungen reduzieren und gleichzeitig eine gewisse Mobilität ermöglichen. Die Orthese unterstützt das Gelenk, ohne es vollständig zu immobilisieren, so dass der Patient seine Funktion beibehalten kann, ohne dass sich sein Zustand verschlechtert.

Es ist auch wichtig, **das Tragen von Orthesen zu entmystifizieren**, indem man erklärt, wie sie funktionieren und wie sie angepasst werden müssen. Der Pfleger kann zeigen, wie man die Orthese richtig anlegt und sicherstellen, dass sie gut sitzt, ohne zu eng zu sein, was zu Durchblutungsstörungen oder übermäßigem Druck führen könnte. Es ist wichtig, dass der Patient versteht, dass eine schlecht angepasste oder falsch getragene Orthese kontraproduktiv sein und zusätzliche Schmerzen verursachen kann.

Der Pfleger sollte auch erklären, in welchen **Zeitabständen** die Orthesen getragen werden müssen. Einige Orthesen sollten nur bei körperlichen Aktivitäten getragen werden, um übermäßigen Bewegungen vorzubeugen, während andere dauerhaft getragen werden können, um das Gelenk in der Ruhephase zu stabilisieren. Die Klärung dieser Aspekte mit dem Patienten hilft ihm, besser zu verstehen, wann und warum er seine Orthese verwenden sollte, um so ihre Wirksamkeit zu maximieren.

Schließlich ist es wichtig zu betonen, dass das Tragen einer Orthese kein Ersatz für **Rehabilitationsübungen** ist. Die Orthesen bieten eine vorübergehende Unterstützung, aber die

Mobilitäts- und Kräftigungsübungen sind für eine dauerhafte Verbesserung von entscheidender Bedeutung. Der Pfleger kann den Patienten ermutigen, beide Aspekte in seinen Alltag zu integrieren, indem er erklärt, dass die Kombination aus mechanischer Unterstützung (Orthese) und aktiver Stärkung (Übungen) zu einem besseren Umgang mit der Krankheit und zur Verhinderung von Gelenkverschleiß führt.

- **Sensibilisierung für alltägliche Handlungen und die Anpassung der häuslichen Umgebung.**
  Ratschläge zur Anpassung des täglichen Lebens an körperliche Einschränkungen.

Die Anpassung des **täglichen Lebens an körperliche Einschränkungen** ist ein wesentlicher Prozess zur Erhaltung der Selbständigkeit, zur Verbesserung der Lebensqualität und zur Vermeidung von Komplikationen, die mit chronischen Krankheiten oder funktionellen Behinderungen verbunden sind. Ob aufgrund von Gelenkschmerzen, Steifheit, Muskelschwäche oder chronischer Müdigkeit, körperliche Einschränkungen können dazu führen, dass bestimmte alltägliche Aktivitäten schwieriger oder gar nicht mehr ohne Hilfe ausgeführt werden können. Mit geeigneten Anpassungen und Unterstützung ist es jedoch möglich, diese Aufgaben leichter zugänglich zu machen und ein gewisses Maß an Unabhängigkeit zu bewahren.

Einer der ersten **Ratschläge, die** Sie geben können, ist die **Vereinfachung der täglichen** Abläufe. Durch die Erleichterung der häufigsten Aufgaben wie Anziehen, Kochen oder Waschen kann der Patient Energie sparen und vermeiden, dass sich seine Schmerzen verschlimmern. Beim Anziehen kann z.B. die Verwendung von leicht anzuziehender Kleidung wie Hosen mit elastischem Bund oder Hemden mit Reißverschluss diese Aufgabe erheblich erleichtern. Spezielle Hilfsmittel, wie lange Greifzangen oder verlängerte Schuhlöffel, helfen ebenfalls, schmerzhafte Bewegungen einzuschränken. Der Pfleger kann den Patienten ermutigen, seine Garderobe so zu organisieren, dass die am häufigsten benutzten Kleidungsstücke in Reichweite sind, um so wiederholte und ermüdende Bewegungen zu vermeiden.

Es ist auch wichtig, **die Organisation des Wohnraums** zu **überdenken**. Für Personen mit eingeschränkter Mobilität ist es wichtig, dass die Umgebung angepasst wird, um die körperliche Anstrengung zu verringern und das Risiko eines Sturzes zu minimieren. Dies kann die Einrichtung der Küche umfassen, so dass die gängigsten Utensilien und Lebensmittel leicht zugänglich sind, oder die Installation von Haltegriffen in Bereichen, in denen die Fortbewegung schwierig ist, wie im Badezimmer oder auf der Toilette. Ein **Duschstuhl** kann die persönliche Hygiene erleichtern, während **rutschfeste Matten** die Sicherheit in nassen Bereichen erhöhen.

Bei der Einrichtung des Hauses müssen auch die spezifischen **Mobilitätseinschränkungen** des Patienten berücksichtigt werden. Wenn möglich, sollten Sie die Nutzung von Treppen einschränken, indem Sie die am häufigsten genutzten Räume, wie das Schlafzimmer, im Erdgeschoss unterbringen. Wenn dies nicht möglich ist, kann die Installation eines Treppenlifts oder von Rampen die Fortbewegung erheblich erleichtern. In jedem Fall ist es ratsam, die Durchgänge zu entrümpeln und alle Hindernisse zu entfernen, die die Bewegung behindern könnten, wie Teppiche, Kabel oder niedrige Möbel.

Der **Umgang mit Müdigkeit** ist ein weiterer wichtiger Aspekt bei der Anpassung an das tägliche Leben mit körperlichen Einschränkungen. Viele chronische Krankheiten, wie rheumatoide Arthritis oder Multiple Sklerose, führen zu anhaltender Müdigkeit, die die Bewältigung der täglichen Aufgaben noch weiter erschwert. Der Pfleger kann den Patienten ermutigen, seinen Tagesablauf so zu gestalten, dass sich Zeiten der Aktivität mit Zeiten der Ruhe abwechseln, um eine Erschöpfung zu vermeiden. Es ist hilfreich, die wichtigsten Aufgaben zu der Tageszeit zu priorisieren, zu der sich der Patient am fittesten fühlt, und dabei regelmäßige Pausen einzulegen, um eine Überbeanspruchung der Gelenke oder Muskeln zu vermeiden.

Wenn Sie z.B. eine einfache Mahlzeit zu einer Tageszeit kochen, zu der Sie mehr Energie haben, kann dies dazu beitragen, dass Sie nicht auf ungesündere Fertiggerichte zurückgreifen müssen, während Sie gleichzeitig ein Gefühl der Autonomie behalten.

Die Verwendung von **technischen Hilfsmitteln** ist ebenfalls ein zentrales Element, um körperliche Einschränkungen zu kompensieren und die Unabhängigkeit zu erhalten. Gehstöcke, Rollatoren, Rollstühle oder Orthesen sind wertvolle Hilfsmittel, um die Mobilität zu erleichtern und Gelenkschmerzen bei der Fortbewegung zu reduzieren. Der Pfleger muss sicherstellen, dass diese Hilfsmittel gut an die Morphologie und die Bedürfnisse des Patienten angepasst sind, und er muss ihre Verwendung fördern, indem er erklärt, dass diese Hilfsmittel keinen Verlust der Unabhängigkeit bedeuten, sondern im Gegenteil ein Mittel sind, um diese in aller Sicherheit zu bewahren.

In manchen Situationen kann es auch notwendig sein, für komplexere oder anstrengendere Aufgaben wie Putzen, Einkaufen oder Zubereitung von Mahlzeiten einen **ambulanten Pflegedienst** zu beauftragen. Diese Dienste ermöglichen es dem Patienten, sich auf die Aktivitäten zu konzentrieren, die er selbst durchführen kann, während er die anspruchsvolleren Aufgaben delegieren kann. Dies fördert die Erhaltung der Energie für die Aktivitäten, die dem Patienten am wichtigsten sind, wie seine Hobbys oder die Zeit, die er mit seinen Angehörigen verbringt.

Es ist auch wesentlich, trotz der körperlichen Einschränkungen **eine angemessene körperliche Aktivität aufrechtzuerhalten**. Bewegung ist wichtig, um Muskelschwund zu vermeiden, die Durchblutung zu verbessern und steifen Gelenken vorzubeugen. Der Pfleger kann den Patienten ermutigen, kleine körperliche Aktivitäten in seinen Alltag zu integrieren, wie kurze Spaziergänge mit einer Mobilitätshilfe, sanfte Dehnungsübungen oder Muskelaufbauübungen unter Aufsicht. Diese Übungen sollten an die Fähigkeiten des Patienten angepasst und regelmäßig durchgeführt werden, um die Mobilität und Kraft bestmöglich zu erhalten. Es ist auch wichtig zu betonen, dass selbst moderate körperliche Aktivität das psychologische Wohlbefinden verbessern kann, indem sie Stress abbaut und das Selbstwertgefühl stärkt.

Die **psychologische Unterstützung** ist ein weiterer Aspekt, der nicht vernachlässigt werden darf. Körperliche Einschränkungen, ob vorübergehend oder dauerhaft, können zu Frustration, Entmutigung und manchmal auch zu Depressionen führen. Der Pfleger sollte ein offenes Ohr für die Emotionen des Patienten haben, ihn ermutigen, über seine Schwierigkeiten zu sprechen, und ihn ständig moralisch unterstützen. Die Bestätigung der Gefühle von Frustration oder Traurigkeit, die mit dem Verlust der Selbständigkeit verbunden sind, und die Vermittlung von praktischen Lösungen, wie man mit diesen Einschränkungen besser leben kann, kann das Gefühl der Hilflosigkeit verringern und dem Patienten eine positivere Perspektive auf seine Fähigkeit geben, seinen Alltag zu bewältigen.

Kapitel 10

Die Behandlung älterer Menschen in der Rheumatologie

- **Besonderheiten von rheumatischen Erkrankungen bei älteren Menschen**
  Prävalenz von Komorbiditäten, Umgang mit Mehrfachmedikation und Gebrechlichkeit.

Die **Prävalenz von Komorbiditäten**, der **Umgang** mit **Mehrfachmedikationen** und die Behandlung von **Gebrechlichkeit** sind zentrale Herausforderungen bei der Behandlung von Patienten mit chronischen Krankheiten, insbesondere in der Rheumatologie. Diese Patienten haben neben ihrer Haupterkrankung häufig auch andere Begleiterkrankungen wie Erkrankungen-Kreislauf-Herz, Diabetes, Bluthochdruck oder Atemwegsprobleme. Diese Komorbiditäten erhöhen die Komplexität der Pflege, da sie den Verlauf der Haupterkrankung beeinflussen und ein genaues Management der Behandlungen erfordern. Darüber hinaus erschwert die Gebrechlichkeit, insbesondere bei älteren Patienten, die Pflege zusätzlich, da sie das Risiko von Stürzen, Verlust der Selbständigkeit und Unterernährung erhöht.

Die **Prävalenz von Komorbiditäten** ist bei Patienten mit chronischen rheumatischen Erkrankungen hoch. Beispielsweise ist rheumatoide Arthritis häufig mit Herz-Kreislauf-Erkrankungen assoziiert, während Arthrose mit Diabetes oder Fettleibigkeit koexistieren kann. Diese Komorbiditäten können die Art und Weise, wie die rheumatische Erkrankung behandelt wird, beeinflussen, da sie die Risiken der Behandlung erhöhen, die Verträglichkeit der Medikamente verändern und eine ständige Anpassung der Behandlungsprotokolle erfordern. Für das Pflegepersonal ist es wichtig, einen Überblick über den Gesundheitszustand des Patienten zu haben, um alle Erkrankungen gleichzeitig behandeln zu können. Dies erfordert eine strenge Koordination zwischen den verschiedenen Fachärzten (Rheumatologen, Kardiologen, Endokrinologen usw.), um eine optimale Behandlung jeder einzelnen Erkrankung zu gewährleisten.

Der **Umgang mit Mehrfachmedikationen** wird daher zu einer wichtigen Herausforderung in der Behandlung. Diese Patienten nehmen oft mehrere Medikamente gleichzeitig ein, um ihre verschiedenen Krankheiten zu behandeln. Dazu gehören entzündungshemmende Medikamente zur Kontrolle von rheumatischen Erkrankungen, Antikoagulantien zur Vorbeugung von Herz-Kreislauf-Risiken, Diabetesmedikamente, Blutdrucksenker und viele andere. Diese hohe Anzahl von Medikamenten erhöht das Risiko von Wechselwirkungen, Verwirrung bei der Einnahme und schweren Nebenwirkungen. Beispielsweise kann ein Patient, der wegen seiner Polyarthritis entzündungshemmende Medikamente einnimmt, ein erhöhtes Risiko für gastrointestinale Komplikationen haben, wenn er gleichzeitig wegen einer anderen Erkrankung Antikoagulantien einnimmt.

Der Pfleger, der diese Patienten häufig im Alltag begleitet, spielt eine Schlüsselrolle bei der Verwaltung von Mehrfachmedikationen. Er muss sicherstellen, dass der Patient seine Medikamente wie vorgeschrieben, zu bestimmten Zeiten und in der richtigen Dosierung einnimmt. Die Verwendung von Pillenboxen, Erinnerungen über mobile Anwendungen oder Tracking-Tabellen kann ein wirksames Mittel sein, um die Einnahme von Medikamenten zu strukturieren und Fehler zu reduzieren. Es ist auch wichtig, dass der Pfleger genau auf das Auftreten von Nebenwirkungen wie Schwindel, Übelkeit, Blutungen oder allergische Reaktionen achtet, die mit einer Wechselwirkung von Medikamenten in Verbindung stehen können. Im Zweifelsfall muss er schnell das medizinische Team alarmieren, um die Behandlung anzupassen.

Darüber hinaus ist es wichtig, dem Patienten und seinen Angehörigen zu erklären, warum es so wichtig ist, sich genau an die Verschreibungen zu halten, auch wenn der Umgang mit der Mehrfachmedikation schwerfällig oder entmutigend erscheinen mag. Der Patient muss verstehen, dass jede Behandlung eine bestimmte Rolle bei der Behandlung seiner Krankheit und seiner Komorbiditäten spielt und dass unbeaufsichtigte Anpassungen zu ernsthaften Komplikationen führen können.

Gebrechlichkeit ist ein weiterer wichtiger Aspekt, der insbesondere bei älteren Patienten zu berücksichtigen ist. Sie zeigt sich in einer erhöhten Anfälligkeit für physische oder psychische Belastungen, einer verminderten Erholungsfähigkeit und einem erhöhten Risiko für Komplikationen wie Stürze, Verlust der Selbständigkeit oder Unterernährung. Gebrechliche Patienten sind häufig sowohl körperlich geschwächt, mit verkümmerten Muskeln und schmerzenden Gelenken, als auch psychisch anfälliger, was die Bewältigung des Alltags zusätzlich erschwert.

Der Pfleger muss besonders auf Anzeichen von Gebrechlichkeit achten, wie z.B. Muskelschwäche, Gleichgewichtsstörungen, ungewollter Gewichtsverlust oder Schwierigkeiten bei der Durchführung von Aktivitäten des täglichen Lebens. Es ist von entscheidender Bedeutung, Maßnahmen zu ergreifen, um diese Risiken zu verringern und die Selbständigkeit des Patienten so weit wie möglich zu erhalten. Dazu kann die Ermutigung zu sanfter körperlicher Aktivität gehören, wie z.B. Spaziergänge oder angepasste Übungen zur Muskelstärkung, sowie die Verwendung von technischen Hilfsmitteln zur Vermeidung von Stürzen, wie z.B. Rollatoren, Gehstöcke oder Haltegriffe in Risikobereichen (Toiletten, Badezimmer, etc.).

Die **Vermeidung von Unterernährung** ist auch bei gebrechlichen Patienten von entscheidender Bedeutung, da ein ungewollter Gewichtsverlust zu einer Abnahme der Muskelkraft führen kann, was wiederum das Sturzrisiko erhöht und die Abhängigkeit verschlimmert. Der Pfleger sollte darauf achten, dass der Patient eine ausgewogene, proteinreiche Ernährung zu sich nimmt und gegebenenfalls zwischen den Mahlzeiten Snacks zu sich nimmt, um Appetitlosigkeit zu kompensieren. Wenn die Unterernährung bereits eingetreten ist, kann eine Abstimmung mit einem Diätspezialisten erforderlich sein, um die Ernährung anzupassen und Nahrungsergänzungsmittel einzubauen.

- **Pflegetechniken, die für ältere Menschen geeignet sind**
  Sanfte Mobilisierung, Vermeidung von Stürzen, besondere
  Aufmerksamkeit für empfindliche Haut.

Sanfte Mobilisierung, Vermeidung von Stürzen und **besondere Aufmerksamkeit für empfindliche Haut** sind grundlegende Elemente bei der Behandlung von Patienten mit chronischen Krankheiten, funktionellen Einschränkungen oder altersbedingter Gebrechlichkeit. Diese Aspekte zielen darauf ab, die Mobilität zu erhalten, Unfällen im Haushalt vorzubeugen und das geschwächte Hautgewebe zu schützen, was dazu beiträgt, die Lebensqualität der Patienten zu verbessern und schwerwiegenden Komplikationen vorzubeugen.

Die **sanfte Mobilisierung** ist eine wichtige Methode zur Erhaltung der Gelenkbeweglichkeit, zur Vermeidung von Muskelversteifung und zur Aufrechterhaltung der Blutzirkulation, wobei die körperlichen Einschränkungen des Patienten zu berücksichtigen sind. Sie besteht aus langsamen und kontrollierten, oft passiven Bewegungen, die mit Hilfe des Pflegers ausgeführt werden, wenn der Patient sich nicht selbst bewegen kann, oder aktiv, wenn der Patient an der Bewegung teilnimmt. Das Hauptziel besteht darin, Kontrakturen und Muskelatrophie vorzubeugen und gleichzeitig Verspannungen zu lösen, ohne Schmerzen zu verursachen.

Diese Mobilisierung ist besonders für bettlägerige Patienten geeignet, die an rheumatischen Erkrankungen leiden oder chronische Schmerzen haben, die ihre Bewegungen einschränken. Beispielsweise können einfache Bewegungen wie das Beugen und Strecken der Beine oder Arme täglich durchgeführt werden, um die Gelenke zu stimulieren und einer Steifheit vorzubeugen. Der Pflegehelfer achtet durch seine Begleitung darauf, dass die Bewegungen auf eine für den Patienten sichere und bequeme Weise ausgeführt werden, indem er den Rhythmus und die Amplitude der Bewegungen an die Fähigkeiten des Patienten anpasst. Diese Aufmerksamkeit reduziert das Risiko von Komplikationen, die mit Immobilität verbunden sind, wie Thrombosen oder Verlust der Gelenkflexibilität.

Neben der Erhaltung der Mobilität kann die sanfte Mobilisierung auch **Stürzen** vorbeugen, die eine der Hauptursachen für schwere Verletzungen bei älteren oder gebrechlichen Menschen sind. Stürze können zu Knochenbrüchen, schweren Prellungen oder sogar zum endgültigen Verlust der Selbständigkeit führen. Die Vermeidung **von Stürzen** beruht auf einer sorgfältigen Bewertung der Risiken in der Umgebung des Patienten und auf spezifischen Maßnahmen zur Sicherung der Fortbewegung.

Einer der ersten Aspekte der Sturzprävention ist die Anpassung der **Umgebung des Patienten**. Dies bedeutet, dass Sie sicherstellen müssen, dass die Wohnbereiche ausreichend frei sind, um Hindernisse wie rutschige Teppiche oder falsch positionierte Möbel zu vermeiden. Die Installation von **Haltegriffen** in kritischen Bereichen wie Korridoren, Toiletten oder Duschen sorgt für eine sichere Fortbewegung und verringert das Risiko eines Sturzes. Darüber hinaus ist die Verwendung von **geeigneten**, rutschfesten und bequemen **Schuhen** ein weiteres wichtiges Element, um den Gang zu stabilisieren und ein Ausrutschen zu vermeiden.

Der Pfleger spielt auch eine entscheidende Rolle bei der **Aufklärung des Patienten** und seiner Angehörigen über die richtigen Verhaltensweisen, um Stürze zu vermeiden. So kann er beispielsweise empfehlen, nach längerem Sitzen langsam aufzustehen, um Schwindel zu vermeiden, oder einen **Rollator** oder einen **Gehstock** zu benutzen, um das Gleichgewicht beim Gehen zu verbessern. Die Wiederholung dieser Ratschläge in Verbindung mit einer aufmerksamen Überwachung der Veränderungen des körperlichen Zustands des Patienten kann häusliche Unfälle wirksam verhindern.

Die Vermeidung von Stürzen beschränkt sich nicht nur auf die Sicherung der Umgebung, sondern umfasst auch Übungen zur **Stärkung der Muskeln** und zur **Schulung des Gleichgewichts**. Einfache Übungen, wie mehrmaliges Aufstehen und Hinsetzen oder gerades Gehen, können helfen, die stabilisierenden Muskeln zu stärken und die motorische Koordination zu verbessern. Diese

Übungen, die oft unter Aufsicht durchgeführt werden, sind für Patienten mit Muskelkraftverlust oder Haltungsinstabilität von entscheidender Bedeutung und helfen, das langfristige Sturzrisiko zu verringern.

Schließlich ist eine **besondere Aufmerksamkeit für empfindliche Haut von** entscheidender Bedeutung, insbesondere bei älteren oder bettlägerigen Patienten. Mit zunehmendem Alter oder bei chronischen Krankheiten wird die Haut dünner, brüchiger und weniger elastisch, was sie anfälliger für Verletzungen, Reizungen und Infektionen macht. **Dekubitus** zum Beispiel ist eine häufige Komplikation bei bettlägerigen Patienten, die sich nicht regelmäßig bewegen können. Sie entstehen an Druckstellen, an denen die Haut über lange Zeiträume gegen das Bett oder den Stuhl gedrückt wird, wodurch die Blutzirkulation unterbrochen und Hautschäden verursacht werden.

Die Pflegekraft sollte daher regelmäßig den Zustand der Haut des Patienten überwachen und dabei besonders auf die gefährdeten Bereiche wie Fersen, Ellbogen, Kreuzbein und Schulterblätter achten. Um Druckgeschwüren vorzubeugen, ist es wichtig, **die Position des Patienten regelmäßig** zu **ändern** und ihn alle zwei Stunden sanft zu mobilisieren sowie **ergonomische Kissen** oder **Anti-Dekubitus-Matratzen** zu verwenden, um den Druck auf die empfindlichen Stellen zu verringern.

Darüber hinaus ist eine **angemessene Hygiene** unerlässlich, um die Unversehrtheit der Haut zu erhalten. Die Verwendung von milden, feuchtigkeitsspendenden und nicht reizenden Toilettenartikeln schützt die empfindliche Haut vor Irritationen. Nach dem Waschen wird empfohlen, Feuchtigkeitscremes aufzutragen, um die Haut geschmeidig und feucht zu halten und die Risikobereiche sorgfältig auf Rötungen oder Reizungen zu untersuchen, die den Beginn eines Dekubitus anzeigen könnten.

Es ist auch wichtig, dass **der Patient regelmäßig mit Flüssigkeit** versorgt wird, da Dehydrierung die Hautbrüchigkeit verschlimmern kann. Eine protein- und nährstoffreiche Ernährung trägt in Verbindung mit einer ausreichenden Flüssigkeitszufuhr zur Erhaltung einer gesunden Haut und zur Förderung der Heilung bei kleinen Verletzungen bei.

- **Begleitung der pflegenden Angehörigen bei der häuslichen Pflege**
  Zusammenarbeit mit der Familie, Erläuterung der Pflege und Ratschläge zur Verbesserung der Selbständigkeit.

Die **Zusammenarbeit mit der Familie**, die **Erläuterung der Pflege** und die **Beratung zur Verbesserung der Autonomie** des Patienten sind wesentliche Elemente bei der Pflege von Menschen mit chronischen Krankheiten oder körperlichen Einschränkungen. Die Familie spielt eine entscheidende Rolle bei der täglichen Unterstützung und als Pflegekraft ist es unerlässlich, partnerschaftlich mit ihr zusammenzuarbeiten, um die Kontinuität der Pflege zu gewährleisten und die Lebensqualität des Patienten zu verbessern. Diese Zusammenarbeit beruht auf einer klaren Kommunikation, der Erklärung der Pflegemaßnahmen und einer angemessenen Beratung, um die Selbständigkeit des Patienten zu fördern.

Die **Zusammenarbeit mit der Familie** beginnt mit einer regelmäßigen und transparenten Kommunikation. Der Pfleger sollte seine Beobachtungen über den Gesundheitszustand des Patienten, die geleistete Pflege und die Ziele des Behandlungsplans mitteilen und sich gleichzeitig die Sorgen oder Beobachtungen der Angehörigen anhören. Die Familie ist oft die erste, die subtile Veränderungen im Zustand eines geliebten Menschen wahrnimmt, wie z.B. Anzeichen von erhöhter Müdigkeit, Appetitlosigkeit oder Schwierigkeiten bei der Bewältigung alltäglicher Aufgaben. Indem er diese Informationen in die Pflege einbezieht, kann der Pfleger die Pflege genauer anpassen und auf die tatsächlichen Bedürfnisse des Patienten eingehen.

Es ist auch wichtig zu erkennen, dass die **Familie ein integraler Bestandteil des Pflegeteams ist**, insbesondere wenn der Patient zu Hause gepflegt wird. Der Pfleger sollte daher darauf achten, die Pflege auf eine zugängliche Art und Weise zu erklären und dabei das Verständnis der Angehörigen zu berücksichtigen. Wenn es sich beispielsweise um die Grundpflege wie Hygiene, Anziehen oder Ernährung handelt, ist es hilfreich, die Techniken zu demonstrieren, die auf sichere und für den Patienten bequeme Weise anzuwenden sind. Zu zeigen, wie man einen bettlägerigen Patienten mobilisiert, um Druckgeschwüre zu vermeiden, oder den richtigen Gebrauch von technischen Hilfsmitteln wie einem Rollator zu erklären, sind konkrete Beispiele, die den Angehörigen helfen, sich in ihrer Rolle als Unterstützer sicherer und kompetenter zu fühlen.

Die **Erklärung der Pflege** ist von entscheidender Bedeutung, um sicherzustellen, dass die Familie nicht nur versteht**, was getan werden muss**, sondern auch**, warum** diese Pflege so wichtig ist. Im Rahmen der Dekubitusprophylaxe kann der Pfleger beispielsweise erklären, dass die regelmäßige Lagerung des Patienten dazu beiträgt, die Haut intakt zu halten und schwere Komplikationen zu vermeiden. Wenn die Familie versteht, wie sich diese Pflege auf die Gesundheit des Patienten auswirkt, wird sie eher bereit sein, die Empfehlungen zu befolgen und in den Alltag zu integrieren. Diese Erklärung hilft auch, einige Fragen oder Ängste zu beantworten, die Angehörige in Bezug auf die Durchführung technischer Pflegemaßnahmen haben können, wie z.B. die Handhabung von Sonden oder die Überwachung von Infusionen.

Der Pflegehelfer muss **die Familie** auch bei Komplikationen oder komplexer Pflege **beruhigen**, indem er detailliert erklärt, was passiert und was zu tun ist. Dies kann die Überwachung von Anzeichen einer Infektion, das Erkennen von Symptomen einer Verschlechterung oder die Erklärung der Nebenwirkungen von Behandlungen umfassen. Wenn der Patient beispielsweise eine immunsuppressive Therapie erhält, muss die Familie über die Vorsichtsmaßnahmen zur Vermeidung von Infektionen und die zu beachtenden Anzeichen wie Fieber oder ungewöhnliche Schmerzen informiert werden. Der Pfleger kann Erklärungsblätter oder visuelle Hilfsmittel zur Verfügung stellen, um diese Informationen klarer und einprägsamer zu machen.

Neben der Erläuterung der Pflege spielt der Pfleger eine wichtige Rolle bei der **Aufklärung der Familie** über Strategien zur **Verbesserung der Selbständigkeit des Patienten**. Die Förderung der Selbstständigkeit, selbst bei einfachen Aufgaben, hilft dem Patienten, sein Selbstwertgefühl und seine Unabhängigkeit zu bewahren. Der Pfleger kann die Familie beraten, wie die häusliche Umgebung angepasst werden kann, um die Selbständigkeit zu erleichtern. Dies kann die Anbringung von Haltegriffen im Badezimmer, die Verwendung von Duschstühlen oder Toilettenerhöhungen oder die Einrichtung von Räumen, in denen sich alltägliche Gegenstände in Reichweite befinden, beinhalten. Diese Anpassungen ermöglichen es dem Patienten, bestimmte Aufgaben weiterhin allein zu erledigen, ohne ständig die Hilfe von Angehörigen in Anspruch nehmen zu müssen, was seinem psychologischen Wohlbefinden zugute kommt.

Der Pfleger sollte auch einfache **Mobilisierungstechniken** anleiten, um dem Patienten zu helfen, sich sicher und ohne Sturzrisiko zu bewegen. Beispielsweise kann er der Familie zeigen, wie man den Patienten beim Übergang vom Sitzen zum Stehen unterstützt oder wie man einen Rollator oder einen Gehstock richtig benutzt, um das Gehen zu unterstützen. Die Ermutigung zur Mobilisierung ist entscheidend, um Muskelschwund zu vermeiden und die Beweglichkeit der Gelenke zu erhalten. Die Angehörigen können darin geschult werden, den Patienten bei diesen Bewegungen zu unterstützen und dabei seine körperlichen Grenzen zu respektieren.

Ein weiterer wichtiger Ratschlag zur Förderung der Selbständigkeit besteht darin, **den Patienten zu ermutigen, aktiv an seinem Alltag teilzunehmen**, auch wenn dies nur symbolisch geschieht. Bei der Hausarbeit kann der Patient beispielsweise ermutigt werden, einfache Tätigkeiten auszuführen, wie Wäsche zusammenzulegen, leichte Gegenstände zu verstauen oder bei der Zubereitung von Mahlzeiten zu helfen. Diese kleinen Maßnahmen helfen, ein Mindestmaß an körperlicher Aktivität aufrechtzuerhalten und das Gefühl zu stärken, zum täglichen Leben beizutragen, was sich positiv auf die Moral des Patienten auswirkt.

Es ist auch wichtig, mit der Familie über die **emotionale Unterstützung** des Patienten zu sprechen. Die Angehörigen spielen eine Schlüsselrolle bei der Motivation des Patienten, selbständig zu bleiben. Durch die positive Ermutigung selbst kleinerer Anstrengungen und die Vermeidung von Überfürsorge, die die Abhängigkeit verschlimmern könnte, trägt die Familie dazu bei, das Vertrauen des Patienten in seine Fähigkeiten zu stärken. Die Rolle des Pflegers besteht hier darin, zu erklären, dass Geduld und Wohlwollen wichtig sind, damit der Patient das Gefühl hat, sich seinen Einschränkungen stellen zu können, ohne sich entmutigen zu lassen.

Kapitel 11

Der Einsatz neuer Technologien in der Rheumatologie

- **Innovative Technologien für die funktionelle Rehabilitation**
  Exoskelette, virtuelle Realität und andere Rehabilitationsgeräte.

Exoskelette, **virtuelle Realität** und andere **innovative Rehabilitationsgeräte** stellen einen großen Fortschritt im Bereich der funktionellen Rehabilitation dar, insbesondere für Patienten mit rheumatischen Erkrankungen, Traumata oder chronischen körperlichen Einschränkungen. Diese modernen Technologien bieten geeignete Lösungen zur Verbesserung der Mobilität, zur Stärkung der Muskeln, zur Wiederherstellung der Selbständigkeit und zur Erleichterung der Wiedereingliederung des Patienten in sein tägliches Umfeld. Als Ergänzung zu herkömmlichen Rehabilitationsmethoden können diese Geräte die Motivation des Patienten fördern und die Rehabilitation interaktiver, effizienter und individueller gestalten.

Exoskelette sind externe mechanische Geräte, die die Bewegungen des Patienten unterstützen, indem sie die motorischen Fähigkeiten der Gliedmaßen, die von einem Verlust an Kraft oder Mobilität betroffen sind, unterstützen oder verstärken. Diese Geräte sind besonders vorteilhaft für Personen, die an partiellen Lähmungen, schwerer Muskelschwäche oder neurologischen Schäden leiden. Im Rahmen der Rehabilitation ermöglicht das Exoskelett dem Patienten, Bewegungen auszuführen, die er alleine nicht ausführen könnte, wie z.B. Gehen, Aufstehen oder Treppensteigen. Durch die Verringerung des Kraftaufwands, der für diese Handlungen erforderlich ist, trägt das Exoskelett dazu bei, die Muskeln allmählich zu stärken und gleichzeitig die Koordination und Propriozeption zu verbessern.

Einer der Hauptvorteile von Exoskeletten ist, dass sie dem Patienten **eine gewisse Autonomie** verleihen und ihm die Möglichkeit geben, verloren geglaubte Bewegungen **wieder** zu erlernen. Dies hat nicht nur physische Auswirkungen, indem es die Mobilität und Kraft verbessert, sondern auch erhebliche psychologische Auswirkungen. Die Möglichkeit, selbst mit

Unterstützung zu stehen und zu gehen, kann das Selbstvertrauen des Patienten wiederherstellen und ihn motivieren, die Rehabilitation fortzusetzen. Diese Geräte werden häufig in spezialisierten Zentren eingesetzt, aber es werden auch immer mehr tragbare Modelle für den Gebrauch zu Hause entwickelt, die die Fortsetzung der Übungen auch außerhalb des Krankenhauses erleichtern.

Die **virtuelle Realität (VR)** ist eine weitere aufkommende Technologie, die die Rehabilitation verändert. Sie nutzt immersive digitale Umgebungen, um die motorischen und kognitiven Fähigkeiten des Patienten in einem interaktiven und motivierenden Rahmen zu stimulieren. In einem Virtual-Reality-Rehabilitationsprogramm taucht der Patient in eine Umgebung ein, in der er bestimmte Aufgaben erfüllen muss, wie z.B. Gegenstände greifen, Elemente bewegen oder sich in einem virtuellen Raum bewegen. Diese Aufgaben sind zwar spielerisch, aber in Wirklichkeit so konzipiert, dass sie spezifische Fähigkeiten wie das Gleichgewicht, die Koordination oder die Beweglichkeit der oberen und unteren Gliedmaßen verbessern.

Einer der großen Vorteile der virtuellen Realität ist, dass sie eine **schrittweise und personalisierte Rehabilitation** ermöglicht. Die virtuellen Umgebungen können an die Bedürfnisse und Fähigkeiten jedes einzelnen Patienten angepasst werden, so dass die Stimulation angepasst und weiterentwickelt werden kann. Beispielsweise kann VR bei der Rehabilitation nach einem Schlaganfall helfen, die Hand-Augen-Koordination und die Feinmotorik durch die Simulation von Aktivitäten des täglichen Lebens, wie die Zubereitung einer Mahlzeit oder das Schreiben, wieder zu trainieren. Die immersive Natur der virtuellen Realität ermöglicht es dem Patienten, sich stärker an den Übungen zu beteiligen, wodurch die Rehabilitation ansprechender und weniger repetitiv wird. Dies kann die Teilnahme an den Sitzungen erhöhen und die Gesamtergebnisse verbessern.

Darüber hinaus ermöglicht die virtuelle Realität eine **genaue Überwachung und Messung der Fortschritte** des Patienten durch integrierte Sensoren, die jede Bewegung registrieren. Das Pflegepersonal kann die Übungen in Echtzeit an die Leistungen des Patienten anpassen und so eine präzisere und reaktionsschnellere Rehabilitation ermöglichen.

Neben Exoskeletten und virtueller Realität werden zunehmend auch andere **innovative Rehabilitationsgeräte** eingesetzt, um die Patienten bei ihrer Rehabilitation zu unterstützen. Beispielsweise unterstützen **Rehabilitationsroboter** den Patienten bei der Durchführung repetitiver Bewegungen, die für die Wiederherstellung der Mobilität der Gliedmaßen unerlässlich sind. Diese Roboter sind besonders nützlich bei der Rehabilitation von Armen und Beinen nach einem Schlaganfall oder einer partiellen Lähmung, wo die Wiederholung von Bewegungen für die Genesung entscheidend ist. Die Roboter sind in der Lage, ihre Unterstützung an die Anstrengungen des Patienten anzupassen, was einen schrittweisen Fortschritt hin zu einer autonomen Rehabilitation ermöglicht.

Geräte zur **funktionellen elektrischen Stimulation (FES)** werden ebenfalls verwendet, um geschwächte Muskeln zu stärken. Diese Geräte senden elektrische Impulse an die Muskeln und bewirken, dass diese sich kontrolliert zusammenziehen. Sie sind besonders vorteilhaft für Patienten mit neurologischen oder Muskelverletzungen, da sie Bewegungen wiederherstellen können, die der Patient nicht mehr willentlich kontrollieren kann. So kann beispielsweise ein Patient, der eine Lähmung erlitten hat, die funktionelle elektrische Stimulation nutzen, um die Muskeln in seinen Beinen oder Armen zu aktivieren, wodurch die Durchblutung verbessert, die Muskelatrophie verringert und die aktive Rehabilitation erleichtert wird.

Schließlich sind **Laufbänder mit Körpergewichtsunterstützung** ein weiteres wertvolles Hilfsmittel für die Rehabilitation des Gehens. Diese Geräte ermöglichen es dem Patienten, zu gehen, während er teilweise durch einen Gurt gestützt wird, was die Belastung der Gelenke verringert und ein sicheres Gleichgewichtstraining ermöglicht. Sie werden häufig bei

Patienten in der frühen Phase der Rehabilitation nach einem Unfall oder einer Operation eingesetzt, um das Gehen wieder zu erlernen, ohne dabei Gefahr zu laufen, zu stürzen.

- **Digitale Tools für die Patientenbetreuung**
  Elektronische Patientenakten, mobile Anwendungen für Schmerzmanagement und Mobilität.

Elektronische Patientenakten (**EPA**) und **mobile Anwendungen** für das Schmerz- und Mobilitätsmanagement stellen eine Revolution in der Betreuung und Pflege von Patienten dar, insbesondere von Patienten mit chronischen Krankheiten oder körperlichen Einschränkungen. Diese digitalen Hilfsmittel ermöglichen eine präzisere, kontinuierliche und personalisierte Pflege und erleichtern die Kommunikation zwischen Patienten und Gesundheitspersonal. Sie tragen dazu bei, die Qualität der Pflege zu verbessern, die Behandlung zu optimieren und die Autonomie der Patienten bei der Verwaltung ihrer Gesundheit zu stärken.

Elektronische Patientenakten sind zentralisierte Plattformen, auf denen alle Gesundheitsinformationen eines Patienten gespeichert werden, auf die in Echtzeit zugegriffen werden kann und die von den verschiedenen Gesundheitsfachleuten eingesehen werden können. Sie enthalten wichtige Daten wie die Krankengeschichte, Diagnosen, Untersuchungsergebnisse, laufende und frühere Behandlungen und Operationen. Durch die Zentralisierung der Informationen erhalten Ärzte, Krankenschwestern, Physiotherapeuten und andere Pflegekräfte einen Überblick über den Gesundheitszustand des Patienten, was die Koordination der Pflege erleichtert.

Einer der Hauptvorteile von EMRs ist, dass sie die **Kontinuität der Pflege** verbessern. Wenn beispielsweise ein Patient mit rheumatoider Arthritis mehrere Spezialisten aufsucht - einen Rheumatologen, einen Kardiologen, einen Endokrinologen - kann jeder von ihnen die gesamte Krankengeschichte des Patienten über das EMR einsehen. Dies ermöglicht es, Komorbiditäten besser zu verwalten, die Behandlung an andere bestehende Krankheiten anzupassen und potenziell gefährliche Verschreibungen im Falle von Wechselwirkungen zu vermeiden. Das Pflegepersonal, insbesondere der Pfleger, kann diese Informationen ebenfalls abrufen, um die tägliche Pflege an die spezifischen Bedürfnisse des Patienten anzupassen. Wenn z.B. eine immunsuppressive Therapie verordnet wird, kann die Pflegekraft die Maßnahmen zur Infektionsprävention verstärken.

Darüber hinaus erleichtern **EMRs** die **Übertragung von Informationen** in Echtzeit. Bei einem Krankenhausaufenthalt oder einer Notfallkonsultation kann das Pflegepersonal schnell auf die Krankengeschichte des Patienten zugreifen, ohne auf Papierakten oder fragmentierte Informationen zurückgreifen zu müssen. Dies spart wertvolle Zeit und vermeidet Fehler, die durch schlechte Kommunikation entstehen können. EPAs ermöglichen auch eine systematischere Überwachung der Fortschritte des Patienten, indem sie klinische Entwicklungen aufzeichnen und die Behandlung gegebenenfalls anpassen.

Mobile Anwendungen für das Schmerz- und Mobilitätsmanagement sind ein weiteres digitales Hilfsmittel, das immer häufiger eingesetzt wird, um die Unabhängigkeit und Lebensqualität der Patienten zu verbessern. Diese Anwendungen bieten den Patienten die Möglichkeit, ihren Gesundheitszustand in Echtzeit zu verfolgen, ihre Symptome zu dokumentieren und persönliche Ratschläge zur Schmerzbehandlung und zur Erhaltung ihrer Mobilität zu erhalten.

Im Rahmen des **Schmerzmanagements** ermöglichen diese Anwendungen dem Patienten, täglich die Intensität seiner Schmerzen, die Faktoren, die sie verschlimmern oder lindern, sowie die Wirkung der Medikamente aufzuzeichnen. Diese Daten werden dann mit dem Gesundheitspersonal geteilt, das die Behandlung auf der Grundlage der Informationen anpassen kann. Beispielsweise kann ein Patient mit chronischen Schmerzen aufgrund von Morbus Bechterew nach jeder Medikamenteneinnahme seine Schmerzwerte eintragen, so dass der Arzt weiß, ob die Behandlung wirksam ist oder ob sie geändert werden muss. Darüber hinaus bieten diese Anwendungen häufig geführte Entspannungs- oder Meditationsprogramme, Atemübungen zur Schmerzlinderung oder Ratschläge zu Körperhaltungen, um die Belastung der Gelenke zu verringern.

Im Hinblick auf die **Mobilität** können mobile Anwendungen personalisierte Übungen, Erklärungsvideos und Erinnerungen anbieten, um die Patienten zur Durchführung ihrer Rehabilitationsübungen zu ermutigen. Sie können die Fortschritte in Bezug auf Bewegungsumfang, Muskelkraft oder Ausdauer verfolgen. Das Pflegepersonal kann auf die von diesen Anwendungen gesammelten Daten zugreifen, um die Regelmäßigkeit und Wirksamkeit der Übungen zu überwachen und die Rehabilitationsprogramme entsprechend den Bedürfnissen des Patienten anzupassen.

Einige Anwendungen integrieren sogar **Bewegungssensoren** oder tragbare Geräte wie z.B. vernetzte Uhren, um die Bewegungen des Patienten zu messen, den Gang zu analysieren und mögliche Ungleichgewichte oder Sturzrisiken zu erkennen. Diese Daten können in Echtzeit an das Pflegepersonal oder die Angehörigen weitergeleitet werden, so dass im Falle eines Problems schnell eingegriffen werden kann.

Diese Anwendungen haben auch einen positiven Einfluss auf die **Autonomie** des Patienten, indem sie ihm eine aktive Rolle im Umgang mit seiner Krankheit geben. Der Patient ist nicht mehr nur ein passiver Empfänger von Pflegeleistungen, sondern wird zu einem Hauptakteur in seinem eigenen Management. Indem er seine Symptome dokumentiert, sich an seine Übungen hält und die ärztlichen Erinnerungen befolgt, ist er besser in der Lage, seinen Gesundheitszustand zu verstehen und zusammen mit seinem Behandlungsteam fundierte Entscheidungen zu treffen.

Der Pfleger kann auch die Nutzung dieser digitalen Hilfsmittel fördern, indem er **den Patienten bei der Einführung begleitet**, insbesondere bei Patienten, die sich mit der Technologie weniger wohl fühlen. Er kann zeigen, wie die verschiedenen Funktionen genutzt werden können, überprüfen, ob die Informationen korrekt gespeichert werden und den Patienten ermutigen, die Anwendungen konsequent zu nutzen, um den größtmöglichen Nutzen aus diesen Geräten zu ziehen.

Schließlich ermöglichen **EPAs** und **mobile Anwendungen** eine bessere Verwaltung der **Telekonsultation**. Mit online zugänglichen Patientenakten können Ärzte die wichtigsten Informationen vor einer Fernkonsultation einsehen und die Behandlung auf der Grundlage der vom Patienten über die Anwendungen gesammelten Daten anpassen. Dies ist besonders nützlich für Patienten, die in ländlichen Gebieten oder weit entfernt von medizinischen Zentren leben, da sie so eine regelmäßige medizinische Betreuung erhalten, ohne sich selbst auf den Weg machen zu müssen.

- **Fortlaufende Schulung für die Nutzung neuer Technologien**
  Die Notwendigkeit, sich regelmäßig weiterzubilden, um diese Werkzeuge effektiv zu nutzen.

Die **Notwendigkeit, sich regelmäßig** im Umgang mit digitalen Werkzeugen wie **elektronischen Patientenakten (EPA)**, **mobilen Anwendungen** für das Gesundheitsmanagement und anderen sich ständig weiterentwickelnden technologischen Geräten zu **schulen**, ist im Gesundheitsbereich unumgänglich geworden. Diese Technologien haben die Art und Weise, wie Pflege geleistet wird, erheblich verändert, und um den vollen Nutzen daraus zu ziehen, ist es unerlässlich, dass alle am Pflegeprozess beteiligten Personen, einschließlich Pfleger, Krankenschwestern, Ärzte und andere Fachleute, kontinuierlich geschult werden. Regelmäßige Schulungen ermöglichen eine effiziente Nutzung dieser Instrumente, eine Verbesserung der

Pflegequalität, eine bessere Koordination zwischen den Pflegeteams und eine Stärkung der Autonomie des Patienten.

Die **schnelle Entwicklung der Technologie** im Gesundheitswesen erfordert eine ständige Anpassung der Fähigkeiten. EMRs zum Beispiel werden häufig weiterentwickelt, um neue Funktionen zu integrieren, die Benutzeroberfläche zu verbessern und den Koordinationsbedarf zwischen verschiedenen medizinischen Teams zu decken. Ohne regelmäßige Schulungen besteht die Gefahr, dass das Gesundheitspersonal die Möglichkeiten dieser Werkzeuge nicht voll ausschöpft oder auf technische Schwierigkeiten stößt, die die Behandlung des Patienten verzögern können. Darüber hinaus kann die Aktualisierung dieser Technologien wichtige Funktionen wie neue Sicherheitsprotokolle zum Schutz sensibler Patientendaten beinhalten, was den Schulungsbedarf noch entscheidender macht.

Für **Pfleger**, die häufig in direktem Kontakt mit Patienten stehen und in die tägliche medizinische Betreuung eingebunden sind, ist es unerlässlich **zu** wissen, wie **sie auf die EMRs zugreifen, die wichtigsten Informationen abrufen** und **ihre Beobachtungen** an andere Mitglieder des medizinischen Teams **weiterleiten** können. Beispielsweise kann der Pfleger, wenn er die EMR gut beherrscht, schnell über beunruhigende Veränderungen im Zustand des Patienten berichten, wie z.B. eine Verschlimmerung der Schmerzen oder das Auftreten neuer Symptome, so dass der Arzt schnell eingreifen kann. Darüber hinaus werden sie durch die Schulung in die Lage versetzt, spezifische Funktionen der EMRs besser zu nutzen, wie z.B. die Überwachung von Behandlungen, die Verwaltung von Terminen oder die direkte Kommunikation mit anderen Gesundheitsfachkräften.

Die Nutzung von **mobilen Anwendungen** für das Schmerz- und Mobilitätsmanagement und andere Aspekte der medizinischen Betreuung erfordert ebenfalls spezifische Fähigkeiten. Das Pflegepersonal muss in der Lage sein, die von diesen Anwendungen gesammelten Daten zu verstehen, sie richtig zu interpretieren und sie zur Anpassung der Pflege zu nutzen. Wenn eine Anwendung beispielsweise anzeigt, dass die Schmerzen des Patienten zu bestimmten Tageszeiten signifikant zugenommen haben, muss der Pfleger wissen, wie er diese Information an die Ärzte weiterleiten und die Komfortpflege oder die körperlichen Übungen entsprechend anpassen kann. Ohne eine entsprechende Schulung besteht die Gefahr, dass diese wertvollen Daten nicht ausreichend genutzt oder falsch interpretiert werden, was die Wirksamkeit der Pflege beeinträchtigen kann.

Darüber hinaus ermöglicht die **Weiterbildung** die Aufrechterhaltung eines hohen Niveaus an Datensicherheit, was bei der Verwendung digitaler Hilfsmittel im Gesundheitswesen von entscheidender Bedeutung ist. Die Vertraulichkeit medizinischer Daten ist eine Priorität, und jeder Angehörige eines Gesundheitsberufs sollte mit den besten Praktiken zum Schutz sensibler Patienteninformationen vertraut sein. Dazu gehören die Verwendung sicherer Passwörter, die Verwaltung des Datenzugriffs und die Umsetzung der empfohlenen Protokolle zur Cybersicherheit. Regelmäßige Schulungen stellen sicher, dass das Pflegepersonal über diese Praktiken auf dem Laufenden ist, was für die Vermeidung von Datenverletzungen und den Schutz der Patientenrechte von entscheidender Bedeutung ist.

Darüber hinaus kann eine angemessene Schulung im Umgang mit digitalen Werkzeugen die **Effizienz** der Pflegekräfte bei der Bewältigung ihrer täglichen Aufgaben **steigern**. Wenn sie die Funktionen von EMRs und mobilen Anwendungen beherrschen, können sie die Zeit, die sie mit der Eingabe von Daten, der Suche nach Informationen oder der Organisation der Pflege verbringen, reduzieren. Dadurch wird Zeit frei, um sich auf die direkte Betreuung der Patienten zu konzentrieren, die Qualität der Pflege zu verbessern und die Beziehung zwischen Pflegekraft und Patient zu stärken. Die automatische Verwaltung von Alarmen, Erinnerungen an die Einnahme von Medikamenten und Benachrichtigungen über den Gesundheitszustand des Patienten wird dadurch reibungsloser und weniger fehleranfällig.

Die **Fortbildung** beschränkt sich nicht nur auf technische Aspekte. Sie umfasst auch **ethische und praktische** Aspekte im Zusammenhang mit der Nutzung von Technologie im Gesundheitswesen. Es ist wichtig, dass die Pflegekräfte die Auswirkungen dieser Instrumente auf ihre Beziehung zu den Patienten verstehen und wissen, wie sie die Patienten bei der Aneignung dieser Technologien unterstützen können. Immer mehr Patienten, insbesondere ältere Menschen und solche mit chronischen Krankheiten, nutzen mobile Anwendungen, um ihren Gesundheitszustand zu überwachen. Das Pflegepersonal muss nicht nur mit diesen Werkzeugen vertraut sein, sondern auch in der Lage sein, die Patienten bei der Nutzung anzuleiten, ihnen zu helfen, ihre Vorbehalte zu überwinden, und sie zu ermutigen, sie zu nutzen, um ihre Krankheit besser zu bewältigen.

Das bedeutet auch, dass ein Teil der Ausbildung **der pädagogischen Begleitung der Patienten** gewidmet sein muss. Beispielsweise muss ein Pfleger in der Lage sein, einem Patienten zu erklären, wie er eine App zur Überwachung seiner Schmerzen nutzen kann, wie er die Informationen korrekt aufzeichnet und wie er die grundlegenden Daten interpretieren kann, um seine täglichen Aktivitäten oder seine Behandlung anzupassen. Ohne ein gutes Verständnis dieser Instrumente besteht die Gefahr, dass die Patienten entmutigt werden oder sie falsch verwenden, was sich negativ auf die medizinische Betreuung auswirken kann.

Schließlich kann die Schulung auch **die Zusammenarbeit zwischen den Pflegeteams verbessern**. Durch ein besseres Verständnis der Werkzeuge, die von den verschiedenen Gesundheitsfachkräften verwendet werden, kann jeder seine Aktionen leichter koordinieren und sicherstellen, dass wichtige Informationen reibungslos ausgetauscht werden. Beispielsweise können die von einer Anwendung zur Überwachung der Mobilität gesammelten Daten in die elektronische Patientenakte aufgenommen und mit Physiotherapeuten, Ärzten und Pflegepersonal geteilt werden, was zu einer umfassenderen und kohärenteren Behandlung führt.

Schlussfolgerung :

Die Zukunft der Rheumatologie und die wachsende Rolle der Pflegekraft

- **Neue therapeutische Ansätze**
  Innovationen in Biotherapien, Zelltherapien und personalisierter Medizin.

Innovationen in Biotherapien, Zelltherapien und **personalisierter Medizin** eröffnen eine neue Ära in der Behandlung von Krankheiten, insbesondere bei komplexen Erkrankungen wie Autoimmunerkrankungen, Krebs oder genetischen Erkrankungen. Diese bahnbrechenden Fortschritte bieten gezieltere, wirksamere und besser auf den einzelnen Patienten zugeschnittene Behandlungsmöglichkeiten, die auf einem tiefgreifenden Verständnis der Molekularbiologie, Immunologie und Gentechnologie beruhen. Sie stellen einen wichtigen Wendepunkt in der Art und Weise dar, wie Krankheiten nicht nur behandelt, sondern auch vorgebeugt und gemanagt werden.

Biotherapien, die aus lebenden Substanzen wie monoklonalen Antikörpern, Zytokinen oder spezifischen Rezeptorhemmern bestehen, haben die Behandlung zahlreicher Krankheiten verändert, insbesondere Autoimmunkrankheiten wie rheumatoide Arthritis, Lupus oder Multiple Sklerose. Im Gegensatz zu herkömmlichen Behandlungen wirken Biotherapien gezielter, indem sie bestimmte Funktionen des Immunsystems gezielt modulieren, wodurch Nebenwirkungen reduziert und die Wirksamkeit der Behandlung verbessert werden. Monoklonale Antikörper sind beispielsweise so konzipiert, dass sie auf spezifische Moleküle wie TNF-alpha oder Interleukin-6 abzielen, die an der chronischen Entzündung bei diesen Krankheiten beteiligt sind. Durch die Blockierung dieser Moleküle können Biotherapien den Entzündungsprozess an der Wurzel stoppen und so eine dauerhafte Linderung der Symptome bieten.

Diese Biotherapeutika haben auch die Krebsbehandlung revolutioniert, insbesondere mit dem Aufkommen der **Immuntherapie**, die das Immunsystem des Patienten nutzt, um Krebszellen zu erkennen und zu zerstören. Checkpoint-Inhibitoren wie Pembrolizumab oder Nivolumab lösen die Bremsen des Immunsystems, so dass die Immunzellen die

Tumore effektiver angreifen können. Diese Therapien sind zwar komplex, haben aber vielversprechende Ergebnisse gezeigt, die bei einigen Patienten mit zuvor schwer zu behandelnden Krebserkrankungen zu dauerhaften Remissionen führten.

Zelltherapien sind ein weiterer wichtiger Fortschritt in der Medizin. Bei diesen Therapien werden Zellen, die häufig modifiziert oder im Labor gezüchtet werden, zur Behandlung oder Reparatur von beschädigtem Gewebe eingesetzt. Eines der bekanntesten Beispiele ist die **CAR-T-Zelltherapie**, die zur Behandlung bestimmter Arten von Blutkrebs wie Leukämie oder Lymphom eingesetzt wird. Bei diesem Ansatz werden die T-Zellen des Patienten, Zellen des Immunsystems, entnommen, genetisch verändert, um einen spezifischen Rezeptor (CAR, Chimeric Antigen Receptor) zu exprimieren, der Krebszellen erkennen kann, und dann wieder in den Körper injiziert, um die Tumorzellen zu zerstören. Diese Therapie ist zwar komplex und muss für jeden Patienten individuell angepasst werden, hat aber spektakuläre Ergebnisse bei Krebserkrankungen gezeigt, die gegen Standardbehandlungen resistent waren.

Die **Zelltherapie** ist nicht auf Krebserkrankungen beschränkt. Im Bereich der degenerativen Krankheiten, wie Parkinson oder Multiple Sklerose, bieten Stammzellentherapien interessante Perspektiven für die Regeneration von beschädigtem Gewebe. Stammzellen, die die Fähigkeit haben, sich in verschiedene Zelltypen zu differenzieren, werden verwendet, um kranke Zellen zu reparieren oder zu ersetzen. Beispielsweise wird in der Parkinson-Forschung mit Stammzellen experimentiert, um dopaminerge Neuronen zu ersetzen, die durch die Krankheit zerstört wurden, um die motorischen Funktionen der Patienten wiederherzustellen. Obwohl sich diese Therapien noch in der Experimentierphase befinden, bieten sie einen Hoffnungsschimmer für Patienten mit bislang unheilbaren Krankheiten.

Diese Innovationen sind Teil eines umfassenderen Ansatzes der **personalisierten Medizin**, der darauf abzielt, die Behandlungen auf die genetischen, biologischen und umweltbedingten Merkmale jedes einzelnen Patienten abzustimmen. Die traditionelle Medizin verfolgt häufig einen "One size fits all"-Ansatz mit standardisierten Behandlungen für Gruppen von Patienten mit denselben Symptomen. Die personalisierte Medizin hingegen beruht auf einer genaueren Analyse des biologischen Profils jedes einzelnen Patienten, so dass die geeignetsten Behandlungen auf der Grundlage seiner einzigartigen Merkmale ausgewählt werden können.

Eine der Grundlagen der personalisierten Medizin ist die **Genomik**, d.h. die Untersuchung des Genoms (Gesamtheit der Gene) des Patienten. Durch die Sequenzierung des Genoms ist es nun möglich, spezifische genetische Mutationen zu entdecken, die für bestimmte Krankheiten prädisponieren oder die Reaktion auf Behandlungen beeinflussen. Beispielsweise können im Bereich der Krebserkrankungen durch die genetische Analyse von Tumoren bestimmte Mutationen identifiziert werden, die die Wahl gezielter Therapien wie Tyrosinkinase-Inhibitoren zur Behandlung von Krebserkrankungen mit EGFR-Mutationen steuern. Dieser Ansatz ermöglicht es, die Wirksamkeit der Behandlung zu maximieren und gleichzeitig die Nebenwirkungen zu minimieren, da die Medikamente auf der Grundlage ihrer Fähigkeit ausgewählt werden, die spezifische Mutation des Patienten zu beeinflussen.

Die personalisierte Medizin geht über die Genetik hinaus. Sie berücksichtigt auch andere Faktoren, wie das Mikrobiom (Gesamtheit der im Körper lebenden Mikroorganismen), die Umwelteinflüsse und den Lebensstil. Diese Informationen werden integriert, um umfassendere und individuellere Behandlungsstrategien vorzuschlagen. Beispielsweise können manche Patienten besser auf eine Behandlung ansprechen, wenn sie ihre Ernährung oder ihre körperliche Aktivität in Ergänzung zu einer medikamentösen Therapie ändern.

Fortschritte in den Bereichen **künstliche Intelligenz (KI)** und **Big Data** spielen ebenfalls eine Schlüsselrolle bei der

Entwicklung der personalisierten Medizin. Durch die Analyse großer Patientendatenbanken kann die KI Muster und Korrelationen erkennen, die für Ärzte nicht sofort sichtbar sind, und so die Reaktion auf Behandlungen vorhersagen oder das Risiko von Komplikationen antizipieren. Diese Werkzeuge ermöglichen es, noch präzisere Behandlungen anzubieten, die auf die Besonderheiten jedes Einzelnen zugeschnitten sind.

- **Die Entwicklung der Rolle des Krankenpflegers in der Rheumatologie**
  Mehr Verantwortung bei der Patientenbetreuung.
Die Entwicklung der Pflegepraxis geht immer mehr in Richtung eines Ansatzes, der **dem Pflegepersonal mehr Verantwortung für** die **Patientenverwaltung** überträgt, insbesondere durch stärker integrierte und patientenzentrierte Pflegemodelle. Die Gesundheitsfachkräfte, ob Pfleger, Krankenpfleger oder andere Mitglieder des Pflegeteams, sollen eine größere Rolle bei der Koordinierung der Pflege, der Überwachung der Patienten und der täglichen Entscheidungsfindung spielen. Dies geht mit einer Entwicklung der Kompetenzen und einer Neuorganisation der Praktiken einher, um die Kontinuität der Pflege zu verbessern und die Gesamteffizienz des Gesundheitssystems zu steigern.

Die **Ausweitung der Verantwortlichkeiten des Pflegepersonals** beruht größtenteils auf den veränderten Bedürfnissen der Patienten, insbesondere derjenigen, die an chronischen Krankheiten oder komplexen Erkrankungen leiden. Diese Patienten benötigen oft eine regelmäßige Überwachung und ein kontinuierliches Management ihres Gesundheitszustandes, das weit über einmalige Arztbesuche hinausgeht. Da die Pflegekräfte täglich in direktem Kontakt mit den Patienten stehen, sind sie an vorderster Front, um die Entwicklung ihres Zustands zu beobachten, erste Anzeichen von Komplikationen zu erkennen und die Pflege proaktiv anzupassen. Diese Nähe zu den Patienten verleiht den Pflegern eine größere Verantwortung bei der Erkennung subtiler Veränderungen, die sich auf die allgemeine Gesundheit des Patienten auswirken können.

Eine der Hauptaufgaben des Pflegepersonals ist die **klinische Überwachung** der Patienten. Diese Überwachung beschränkt sich nicht auf die Messung von Vitalparametern wie Blutdruck, Temperatur oder Puls, sondern umfasst auch die Beobachtung von Symptomen, die Behandlung von Schmerzen und die Erkennung von Warnzeichen für eine Dekompensation. Bei Patienten mit chronischen Erkrankungen wie rheumatoider Arthritis kann eine aufmerksame Pflegekraft zum Beispiel bemerken, dass die Gelenkschmerzen zunehmen oder die Morgensteifigkeit steigt, was auf einen Krankheitsschub hinweist. Dank dieser Wachsamkeit kann der Pfleger schnell eingreifen, indem er die Pflege anpasst oder das medizinische Team alarmiert und so eine Verschlechterung des Zustands des Patienten verhindert.

Diese **größere Verantwortung** geht auch mit einer aktiveren Beteiligung an der **Verwaltung der Behandlung** einher. Das Pflegepersonal, insbesondere Krankenschwestern und Pfleger, wird zunehmend in das Medikamentenmanagement einbezogen, sowohl bei der Verabreichung von Medikamenten als auch bei der therapeutischen Erziehung der Patienten. Sie sorgen dafür, dass die Patienten ihre Verordnungen einhalten, sei es bei der Einnahme von Medikamenten, der Verwendung von medizinischen Geräten oder der Durchführung von Rehabilitationsübungen. Dieses Engagement geht über die bloße Verabreichung von Medikamenten hinaus, da das Pflegepersonal eine Schlüsselrolle bei der Überwachung der **Therapietreue** und der Bewertung der Wirksamkeit der Behandlung spielt. Sie können die Einnahme von Medikamenten besser organisieren, die Vorteile der Behandlung erklären oder den Arzt auf unerwünschte Nebenwirkungen hinweisen.

Auch die **therapeutische Ausbildung** ist Teil der erweiterten Verantwortung der Pflegekräfte. Mit der zunehmenden Komplexität der Behandlungen und der häuslichen Pflege sind die Pflegekräfte gefordert, die Patienten und ihre Angehörigen darin zu schulen, wie sie am besten mit ihrer Krankheit umgehen können. Dazu gehören Erklärungen zum Gebrauch von medizinischen Geräten (wie Inhalatoren, Insulinvorrichtungen oder Orthesen), Ratschläge zur Anpassung des Lebensstils (Ernährung, körperliche Aktivität) und Empfehlungen zum täglichen Umgang mit den Symptomen. Durch die Bereitstellung dieser Informationen ermöglichen die Pflegekräfte den Patienten, ihren Gesundheitszustand selbständiger zu verwalten, während sie gleichzeitig dafür sorgen, dass die häusliche Pflege reibungslos und sicher abläuft.

Die **Koordinierung der Pflege** ist ein weiterer Bereich, in dem die Verantwortlichkeiten des Pflegepersonals erweitert wurden. In einem Umfeld, in dem Patienten oft von mehreren Spezialisten betreut werden, seien es Ärzte, Physiotherapeuten, Ernährungsberater oder Ergotherapeuten, spielen die Pflegekräfte eine entscheidende Rolle als Bindeglied zwischen den verschiedenen Teams. Sie stellen sicher, dass jede Fachkraft über die notwendigen Informationen verfügt, um eine angemessene und koordinierte Pflege zu gewährleisten. Beispielsweise kann ein Pfleger für die Übermittlung von Informationen zwischen dem medizinischen Team und den Physiotherapeuten verantwortlich sein, um die Rehabilitationsübungen entsprechend der Entwicklung der Schmerzen oder der Mobilität des Patienten anzupassen. Diese Koordination stellt sicher, dass die Maßnahmen der verschiedenen Gesundheitsfachkräfte aufeinander abgestimmt sind und verhindert so eine fragmentierte Behandlung oder widersprüchliche Verschreibungen.

Telekonsultation und digitale Hilfsmittel, wie elektronische Patientenakten und Nachsorgeanwendungen, haben den Verantwortungsbereich des Pflegepersonals erweitert. Mit diesen Technologien kann das Pflegepersonal die Patienten auch aus der Ferne kontinuierlich überwachen. Sie können Gesundheitsdaten in Echtzeit überwachen, wie z.B. Blutzuckerwerte bei Diabetikern oder Blutdruckschwankungen bei Patienten mit Bluthochdruck, und verdächtige Veränderungen an die Ärzte melden. Diese Fernüberwachung ermöglicht ein proaktives Management chronischer Krankheiten und ein schnelles Eingreifen im Bedarfsfall.

Auch die **Prävention** spielt eine zentrale Rolle in diesen neuen Verantwortlichkeiten. Das Pflegepersonal reagiert nicht mehr nur auf Symptome oder Komplikationen, sondern beteiligt sich aktiv an der Prävention von Gesundheitsproblemen. Dies kann durch die Förderung von Impfungen, die Sensibilisierung für die Bedeutung regelmäßiger körperlicher Betätigung oder die Erkennung der ersten Anzeichen von Unterernährung, Dehydrierung oder kognitiven Störungen bei älteren Patienten geschehen. Durch einen stärker präventiven Ansatz trägt das Pflegepersonal dazu bei, vermeidbare Krankenhauseinweisungen zu reduzieren, das Fortschreiten chronischer Krankheiten zu begrenzen und die Lebensqualität der Patienten zu verbessern.

In diesem Kontext der **wachsenden Verantwortung** ist es unerlässlich, dass das Pflegepersonal **ständig weitergebildet** wird. Die schnelle Entwicklung von Praktiken, medizinischer Technologie und Behandlungsprotokollen erfordert eine regelmäßige Aktualisierung der Fähigkeiten, um mit den besten Praktiken und Innovationen in der Pflege Schritt zu halten. Diese Weiterbildung ermöglicht es den Pflegekräften, die spezifischen Bedürfnisse der Patienten besser zu verstehen, technische Fertigkeiten zu erwerben und ihr Wissen über den Umgang mit komplexen Behandlungen oder Notfallsituationen zu vertiefen.

- **Schlussfolgerung: Die Berufung des Krankenpflegehelfers in der Rheumatologie**
  Ein Beruf mit Herz, im Dienste der Patienten.

Der Pflegeberuf ist vor allem ein **Herzensberuf**, der tief in der Menschlichkeit, dem Mitgefühl und der Hingabe verwurzelt ist. Im **Dienste des Patienten** zu stehen, bedeutet mehr als nur technische Pflege und Behandlung, es bedeutet, in jeder Phase des Gesundheitszustands des Patienten präsent zu sein, indem man ihm eine fürsorgliche Begleitung, emotionale Unterstützung und kontinuierliche Aufmerksamkeit für sein körperliches und seelisches Wohlbefinden bietet. Diese oft diskrete, aber wesentliche Rolle beruht auf einer Beziehung des Vertrauens, des

Zuhörens und des Einfühlungsvermögens, die Tag für Tag mit den Patienten aufgebaut wird.

Dieser Beruf erfordert eine besondere **menschliche Nähe**. Der Pfleger steht in direktem Kontakt mit den Patienten, oft in Momenten großer Verletzlichkeit: Krankheit, Schmerzen, Verlust der Selbständigkeit oder auch Isolation. In diesen Momenten wird die **menschliche Dimension** des Berufes zentral. Ein aufmerksamer Blick, eine beruhigende Geste oder ein besänftigendes Wort können einen tiefgreifenden Einfluss auf die Moral des Patienten haben, der weit über die eigentliche medizinische Versorgung hinausgeht. Es ist dieser menschliche Kontakt, der von Wärme und Respekt geprägt ist, der die Einzigartigkeit des Pflegeberufs ausmacht.

Der **Alltag eines** Pflegers ist geprägt von Aufmerksamkeit und Unterstützung, sei es, dass er einem Patienten beim Aufstehen hilft, ihn füttert, ihn bei seinen Rehabilitationsübungen begleitet oder für seinen Komfort sorgt. Jede noch so einfache Aufgabe wird mit dem Ziel ausgeführt, den individuellen Bedürfnissen des Patienten gerecht zu werden und seine körperlichen Einschränkungen, aber auch seinen emotionalen Zustand zu berücksichtigen. Diese Arbeit erfordert ein **offenes Ohr**, denn jeder Patient ist einzigartig in seinen Erwartungen, Ängsten und Schmerzen. Man muss sich anpassen können, den richtigen Rhythmus finden und manchmal ein offenes Ohr für diejenigen haben, die über ihre Ängste oder ihre Einsamkeit sprechen möchten.

In diesem Sinne ist der Pfleger eine ständige **psychologische Stütze**, die trösten und ermutigen kann, insbesondere wenn Krankheit oder Pflegebedürftigkeit die Moral des Patienten schwer belasten. Er ist oft der Erste, der Anzeichen von Müdigkeit, Entmutigung oder psychologischem Leiden wahrnimmt, und seine Rolle geht dann über die eines einfachen Pflegers hinaus und wird zu der eines **Begleiters**, der bereit ist, denjenigen, die schwierige Momente durchmachen, wieder Vertrauen und Hoffnung zu geben. Patienten, die mit der

Zerbrechlichkeit ihres Zustands konfrontiert sind, finden in der Pflegekraft eine beruhigende Präsenz, jemanden, der da ist, ohne zu urteilen, um sie auf ihrem Weg zu unterstützen.

Der Pflegeberuf bedeutet auch**, sich an** die Herausforderungen **anzupassen**, die jeder Patient mit **sich** bringt. Manche Patienten haben chronische Schmerzen, andere verlieren allmählich ihre Selbständigkeit und wieder andere müssen mit Behinderungen zurechtkommen, die ihr Leben verändern. Der Pfleger muss die besten Lösungen finden, um den Komfort und die Lebensqualität der Patienten zu verbessern, indem er mit den medizinischen Teams zusammenarbeitet, um die Pflege anzupassen, indem er geeignete technische Hilfsmittel einsetzt oder indem er einfache Handlungen fördert, die dem Patienten helfen, ein Stück Selbständigkeit zurückzugewinnen. Diese **Anpassungsfähigkeit** ist von entscheidender Bedeutung in einem Beruf, in dem jeder Tag andere Herausforderungen mit sich bringt und jeder Patient einen individuellen Ansatz erfordert.

Im **Dienste der Patienten** zu stehen bedeutet auch, in Momenten des Lebens präsent zu sein, die oft von **Würde** und **Zerbrechlichkeit** geprägt sind. Angesichts von Krankheit oder Pflegebedürftigkeit ist es für den Patienten manchmal schwierig, Hilfe von anderen anzunehmen, insbesondere wenn es sich um sehr persönliche Aufgaben handelt. Der Pfleger muss dann **Respekt, Diskretion** und **Taktgefühl** zeigen, um die Würde des Patienten zu wahren, indem er ihn daran erinnert, dass er nicht durch seine Krankheit oder seine Behinderung definiert wird. Dieser Respekt vor der Person, ihrer Intimsphäre und ihrer Autonomie, wie eingeschränkt diese auch sein mag, ist der Kern der Aufgabe des Pflegepersonals.

Der Pfleger ist auch ein **wertvolles Bindeglied** zwischen den Patienten und dem Rest des Pflegeteams. Er gibt entscheidende Informationen über die Entwicklung des Gesundheitszustands des Patienten, seine Bedürfnisse, Schmerzen oder Schwierigkeiten weiter, so dass die Behandlung angepasst und die gesamte Betreuung verbessert werden kann. Diese **Koordination** zwischen den verschiedenen Teams ist von wesentlicher Bedeutung, um sicherzustellen, dass die Pflege angemessen ist und den Erwartungen und Bedürfnissen der Patienten am besten entspricht. Der Pfleger wird so zu einem wichtigen Bestandteil der Kontinuität der Pflege, indem er Informationen weitergibt und für das Wohlbefinden der Patienten sorgt.

In diesem Beruf mit Herz ist die **Anerkennung** durch die Patienten oft eine große Motivationsquelle. Obwohl sie manchmal still oder diskret ist, zeigt sich diese Anerkennung in einem Lächeln, einem Dankeschön oder einfach in der Tatsache, dass der Patient sich sicher und verstanden fühlt. Für den Pfleger sind diese kleinen Momente der Dankbarkeit ein Spiegelbild der Bedeutung seiner Rolle, eine Erinnerung daran, dass jede Geste zählt und dass seine Arbeit einen echten Einfluss auf das Leben der Menschen hat, die er begleitet.

Zusammenfassend lässt sich sagen, dass der Pflegeberuf ein **Beruf** mit **Herz** ist, in dem Menschlichkeit, Wohlwollen und Mitgefühl im Mittelpunkt des täglichen Handelns stehen. Im **Dienste der Patienten** zu stehen bedeutet, mehr als nur technische Pflege zu leisten: Es bedeutet, eine ständige Unterstützung, eine beruhigende Präsenz und ein aufmerksamer Begleiter während des gesamten Gesundheitsprozesses zu sein. Dieser anspruchsvolle, aber zutiefst befriedigende Beruf beruht auf Zuhören, Respekt und der Hingabe, die Lebensqualität derjenigen zu verbessern, die sich in einer hilfsbedürftigen Lage befinden. Es ist diese wesentliche und unersetzliche menschliche Dimension, die diesen Beruf zu mehr als nur einem Job, sondern zu einer echten Berufung macht.

www.ingramcontent.com/pod-product-compliance
Lightning Source LLC
Chambersburg PA
CBHW072215290526
45794CB00004B/1756